Ferguson   Shiatsu

Den Lehrerinnen und Schülern des Etefani-Schulprojektes gewidmet, die mich gelehrt haben, daß einige wenige verwandte Seelen genügen, um unter dem offenen afrikanischen Himmel eine Schule zu schaffen.

Pamela Ferguson

Shiatsu

Gesundheit geben und empfangen

Einfache Übungen für alltägliche Beschwerden

Selbstbehandlung und Partnerübungen

Aus dem Amerikanischen übersetzt von Ulla Schuler

≡ **TRIAS** THIEME HIPPOKRATES ENKE

Konzeption der Typographie:
B. und H. P. Willberg, Eppstein/Ts.

Umschlagzeichnung und
Textzeichnungen:
Friedrich Hartmann, Nagold
Fotos: Alison Russell, Dallas/Texas

Die Deutsche Bibliothek –
CIP-Einheitsaufnahme

Shiatsu : Gesundheit geben und empfangen ;
einfache Übungen für alltägliche Beschwerden ;
Selbstbehandlung und Partnerübungen / Pamela
Ferguson. Aus dem Amerikan. übers. von Ulla
Schuler. [Textzeichn.: Friedrich Hartmann. Fotos:
Alison Russell]. – Stuttgart : TRIAS – Thieme Hip-
pokrates Enke, 1995
Einheitssacht.: The self-Shiatsu handbook <dt.>

NE: Ferguson, Pamela; Hartmann, Friedrich;
   Schuler, Ulla [Übers.]; EST

Originalausgabe: The Self-Shiatsu Handbook
© 1995 by Pamela Ferguson. Published in the
United States by Perigee Books, a division of the
Berkley Publishing Group.

Gedruckt auf chlorfrei
gebleichtem Papier

© 1995 Georg Thieme Verlag,
Rüdigerstraße 14,
70469 Stuttgart
Printed in Germany
Satz: Druckhaus Götz GmbH,
71636 Ludwigsburg
(CCS Textline, Linotronic 630)
Druck: Druckerei Gulde, 72070 Tübingen

ISBN 3-89373-315-9   1 2 3 4 5 6

Teil 1
Selbstbehandlung mit Shiatsu bei alltäglichen Schmerzen und Beschwerden

Teil 2
Shiatsu zur Prävention von Beschwerden

Teil 3
Shiatsu für Gesundheit und Wohlbefinden

Zum Geleit

Shiatsu hat mein Leben und mein Wirken als Ärztin geändert. Vor zwölf Jahren lernte ich Pamela Ferguson kennen. Sie war nach Montreal gekommen, um Shiatsu-Therapeuten auszubilden. Meine analytische linke Hirnhälfte, ganz in westlicher Tradition erzogen und in kartesianischem Denken geschult, fand es bizarr, daß die Blase über den kleinen Zeh oder der Magen über den Oberschenkel stimuliert werden könnte. Doch unbeirrt und geduldig erklärte Pam das vegetative Nervensystem, die Meridiane, das Entsprechungssystem Yin-Yang. Sie zeigte beispielsweise, wie eine Migräne entstehen kann, wenn der Gallenblasenmeridian, der im Bereich des Scheitels und des Hinterhaupts gegenläufig parallel verläuft, gestört ist.

Heute, da ich selbst Shiatsu lehre, macht es mir Freude, meinen Patienten die Meridiane zu erklären. Auch sie lernen, die richtigen Druckpunkte zu benutzen, um ihre diversen Beschwerden zu lindern. Die morgendliche Shiatsu-Sitzung aktiviert die Lebensenergie. Sitzend ausgeübte Tätigkeiten, etwa stundenlanges Arbeiten in schlechter Haltung am Bildschirmgerät, führen gehäuft zu Schmerzen im Schulter- und Nackenbereich. Diese Verspannungen und Mißempfindungen können wir durch regelmäßig ausgeführte Fingerdruckmassage zum Abklingen und schließlich zum Verschwinden bringen.

Als ich schwanger war, ließ ich mich während der neun Monate zweimal wöchentlich mit Shiatsu behandeln. Meine Therapeutin und Lehrerin prophezeite mir, wegen seiner starken Yin-Energie würde das Baby ein Mädchen sein. Ich wollte das nicht glauben, hatte doch die Schulmedizin anhand einer Ultraschalluntersuchung in der 17. Schwangerschaftswoche befunden, daß ich einen Stammhalter bekommen würde. Stellen Sie sich vor, wie glücklich ich war, als ich schließlich ein entzückendes, aufgewecktes und ganz liebes Mädchen zur Welt brachte! Manchmal muß eben die Technik durch die Intuition ergänzt werden.

Ich bin überzeugt, daß Shiatsu durch die Bauchdecke meine ungeborene Tochter und ihr Immunsystem günstig beeinflußte. Mehr noch, bis zwei Wochen vor der Geburt hatte ich eine Steißlage. Der künftige Vater und ich, wir behandelten meinen Bauch mit Fingerdrucktherapie oder -behandlung im Uhrzeigersinn, um eine Wendung in Normallage zu erreichen, was denn auch am Tag vor der Geburt geschah. Während der langen Wehen stand mir eine Shiatsu-Therapeutin hilfreich zur Seite. Meine Frauenärztin begann schon, mit Medikamenten und Kaiserschnitt zu liebäugeln, aber nichts dergleichen war erforderlich. Unter Stimulierung der entsprechenden Meridiane und Druckpunkte gaben die Muskeln des Damms nach und weitete sich der Muttermund. Die Geburt verlief völlig normal.

Mein Töchterchen Ariane ist inzwischen sechs Jahre alt und läßt sich gern von mir durch Shiatsu in den Schlaf »wiegen«. Sie weiß auch schon, welche Meridiane sie stimulieren muß, um Schnupfen und Erkältung schon bei den allerersten Anzeichen zu verhüten.

Ich verdanke Pamela Ferguson, der Zauberin, Lehrerin, Freundin und Vertrauten, daß ich mein schulmedizinisches Wissen um ein sanftes therapeutisches Verfahren bereichern konnte.

Dr. med. Lise Ste-Marie
Centre de Santé du Vieux Longueil
Quebec, Canada

Zu diesem Buch

Shiatsu – Gesundheit geben und empfangen will Ihnen, Ihrer Familie und Ihren Freunden praktischer Leitfaden sein. Dieses Buch entstand im Laufe zehnjähriger Kursarbeit, die Lernwillige zu Workshops in Montreal, New York, Dallas, New Orleans, Zürich, Basel, Bern, Winterthur, Berlin, Hamburg, Freiburg, Dresden und Kapstadt zusammenführte. Meine Schülerinnen und Schüler kommen aus ganz verschiedenen Kulturen und Milieus, haben mich jedoch gelehrt, daß Schmerzen und Beschwerden keine Grenzen kennen. Immer wieder wurde ich in den vergangenen Jahren von Kursteilnehmerinnen und Freunden gebeten, das in meinen Kursen vermittelte Wissen als einfache Anleitung zur Selbstbehandlung für sie, ihre Angehörigen und Freunde und, je nachdem, ihre Patientinnen und Patienten schriftlich zu formulieren. Den meisten waren die Lehrbücher, die sich ja vor allem an erfahrenere Shiatsu-Schüler wenden, zu umfangreich. Viele bemängeln, daß diese Bücher zu wenig auf Selbstbehandlungstechniken für alltägliche Probleme, wie Kopfschmerzen, Stauungen oder Rückenschmerzen, eingehen.

Sie waren es leid, mit Schmerztabletten und ihren Nebenwirkungen traktiert zu werden, sie wünschten sich eine einfache, gesunde und preiswerte Möglichkeit, chronische Schmerzen in den Griff zu bekommen oder zu verhüten. Unsere Diskussionen lieferten auch ein solides Gerüst gemeinsamer Einsichten und Erfahrungen. Insbesondere wurde Shiatsu geschätzt, weil es ein sanftes Verfahren ist. Die Workshops sind ein offenes Forum für Erfahrungsaustausch. Wir wenden die traditionelle Kunst des Shiatsu auf die Schmerzen und Beschwerden an, von denen die Menschen seit undenklichen Zeiten geplagt werden, aber gleichermaßen bei ganz moder-

nen Problemen wie etwa Streß infolge Arbeit am Bildschirm oder Jetlag.

Da ich meine Kurse in verschiedenen Ländern halte, lerne auch ich eine Menge. Die Kursteilnehmer bringen das traditionelle Heilwissen ihrer jeweiligen Kultur ebenso ein wie die schmerzlindernden Maßnahmen, die sich bei ihnen bewährt haben. Ich hoffe, daß unsere Gespräche durch Begeisterung, Humor und Liebe zur Förderung einer alten Kunst beitragen werden. Das vorliegende Buch spiegelt den Ablauf unserer Workshops. Wir haben Shiatsu aus dem konventionellen Rahmen – Üben auf Matte oder Futon auf dem Boden – gelöst und unseren heutigen Bedürfnissen angepaßt.

Ich möchte noch etwas zu den Fotos anmerken. Sie werden nur hier und da meine Hände und Füße auf einem der Bilder entdecken. Die Freundinnen und Freunde, die liebenswürdigerweise bereit waren, sich für das Buch fotografieren zu lassen, sind zwischen sechs und achtzig Jahren alt und stellen einen bunten Querschnitt aus verschiedenen Milieus und Kulturen dar. Unter ihnen sind Ärztinnen, Ärzte, Krankenschwestern, ein Röntgenassistent, Ingenieure, Masseure, Künstlerinnen, ein Yogalehrer, eine Kunsthistorikerin, Geschäftsleute, Friedensaktivisten und Studenten.

Die meisten hatten bis dahin noch nie etwas von Shiatsu gehört, geschweige es praktiziert, bis ich an ihnen, ein paar Minuten bevor wir sie vor die Kamera stellten, einige Handgriffe ausführte, damit sie die Druckpunkte und die Meridiane spüren konnten. Dies war mein ausdrücklicher Wunsch, denn ich wollte meinen Leserinnen und Lesern zeigen, daß jeder Mensch die Techniken, die von den Models demonstriert werden, erlernen kann.

Natürlich kann die Selbstbehandlung mit Shiatsu, können die in diesem Buch vorgeschlagenen kurzen therapeutischen Sitzungen niemals so nachhaltige Wirkung entfalten wie eine einstündige Ganzkörperbehandlung durch eine erfahrene Shiatsu-Therapeutin. Unsere Models waren jedoch durchwegs überzeugt, daß es sinnvoll ist, eine vereinfachte Form von Shiatsu als Hausmittel wiederzubeleben.

Wir bieten hier etwas völlig anderes als die in den konventionellen Lehrbüchern üblichen Fotos von Lehrern, die an Schülern oder an Models arbeiten. Ich wollte einfach von dem gewohnten Schema Lehrer/Schüler wegkommen.

Ich hoffe, daß Sie dies ermutigen wird, sich mit unseren Fotos zu identifizieren. Denken Sie stets daran: Shiatsu als Volksmedizin ist eine Kunst, die in Ihnen schlummert. Oder es ist wie beim Zen, von dem es heißt, er sei wie das Suchen nach der Brille, die auf Ihrer Nase sitzt.

Pamela Ferguson

Dank

Viele Menschen haben mich bei meiner Reise durch die Heilkunst begleitet und inspiriert: meine verstorbene Meditationslehrerin Hilda Charlton in New York, die Zen-Shiatsu-Lehrer Pauline Sasaki und Esther Turnbull, Ohashi, Tet Saito, der Präsident des Shiatsu-Zentrums in Toronto, und die New Yorker Chiropraktiker Linda Li und Dick Kowal. In Montreal gilt mein Dank Jean LeComte, Dr. Raymond Ricard, der diplomierten Krankenpflegerin Suzanne Ricard und der Psychologin Claudette Le Blanc, Dr. Elisabeth Reichel und Dr. Lise Ste-Marie, die soviel für eine Integration von Shiatsu in die westliche Medizin geleistet haben. Meine Kollegen und Freunde in Europa, Matthias Wieck, Dr. Wilfried Rappenecker, Erika Bringold, Elli Mann-Langhoff, Edith Storch und Bernhard Ruhla, haben sich für die Verbreitung und Anerkennung von Shiatsu als Disziplin, die ein jahrelanges Lernen erfordert, stark engagiert. Mein Dank gilt auch der diplomierten Krankenschwester Bernadette Winiker, die nicht nur zahlreiche Workshops in Schweizer Krankenhäusern für mich organisierte, sondern mir darüber hinaus ein solides Gleichgewicht mit der westlichen Medizin und in meinem Leben vermittelte. Meinen Schweizer Ärzten, Dr. Idillio Noseda in New York und Dr. Verena Hablützel in Zürich danke ich für ihre Unterstützung. Alison Russell, der Fotografin, bin ich für ihr Engagement verpflichtet, mit dem sie dieses Projekt begleitete, sowie ihren und meinen Freunden, die als Models so großherzig ihre Zeit opferten. Die Models waren: Ellen Barfield, Martha Bowers, Nancy Edgar, Larry Egbert, Patty Horii, Michael Jolly, Monica Jolly, Gregory Jones, Daphne Lewis, Sandra Lugo-Camacho, Gauri Mehta, Shreefal Mehta, Oralia Ortiz, Kumar Pallana, Isabelle Selassie, William Smith, Bernadette Winiker, Phyllis Wood, Kathryn Wood, Louis Wood, Brice Wood. Ich danke meinen großartigen, geduldigen Lektorinnen, Susanne Warmuth in Stuttgart und Irene Prokop in New York, ebenso meinen tüchtigen Agentinnen Edy Selman in New York und Ruth Weibel in Zürich. Auch meinen Schülern und Patienten, die stets meine besten Lehrer sein werden, bin ich von Herzen dankbar.

Was ist Shiatsu?

Noch vor zehn Jahren fragten viele Leute, wenn die Rede auf Shiatsu kam, »Shi... dingsbums, das ist 'ne Hunderasse, nicht wahr?« Heute dagegen nicken sie beifällig und sagen: »Ah, Shiatsu, ist das nicht so etwas wie Akupunktur ohne Nadeln?«

Der japanische Begriff *Shiatsu* setzt sich aus zwei Wörtern zusammen, nämlich *shi* (= Finger) und *atsu* (= Druck), also wörtlich: »Finger-Druck«. Der Begriff steht jedoch für eine Reihe von Techniken, deren Ursprünge auf einige sehr frühe Formen der Jahrtausende alten chinesischen Volksmedizin zurückgehen, darunter die punktförmige Druckanwendung und Dehnungen, die mit der Verbreitung des Buddhismus in Japan eingeführt worden sein sollen. Heute gibt es viele verschiedene Schulen, die ebenso viele verschiedene Formen (chinesische, koreanische, japanische) von Akupressur oder Shiatsu lehren.

Ich selbst bin in einer sehr differenzierten, modernisierten und unserer Zeit angepaßten Form von Zen-Shiatsu ausgebildet. Wir lernten nicht nur die verschiedenen Meridiane (= Energiebahnen) und Dutzende von Druckpunkten und Dehnungen, sondern studierten auch, welche Kombinationen von Meridianen und Druckpunkten im einzelnen Fall jeweils zu behandeln sind. Wir arbeiten nach den Regeln der fünf Elemente. Wir lernen, das Wesentliche in die Mitte zu rücken und zu fokussieren. Wie jede Kunst oder Disziplin des Zen führt auch Shiatsu auf einem – langen – Weg zur Erleuchtung. Zen-Shiatsu wird stetig weiterentwickelt, von großartigen Lehrern und Lehrerinnen wie Pauline Sasaki in den USA mit ihrem innovativen Quantum-Shiatsu oder Tetsuro Saito in Kanada, der seiner Ausbildung als Ingenieur und als Shiatsulehrer die Entdeckung von Meridiansystemen verdankt, die uns das alte chinesische System und das japanische System des 20. Jahrhunderts neu zu überdenken zwingen.

Beim Zen-Shiatsu arbeiten wir meist auf einer Matte am Boden kniend in traditionellen Körperhaltungen, die einem in der westlichen Kultur aufgewachsenen Menschen oft ziemlich fremd erscheinen. Kernstück des Lernens und der praktischen Anwendung sind Meditation und Übungen. Ich werde oft gefragt, wie lange man braucht, um Zen-Shiatsu zu lernen. Die Antwort lautet: Jahre. Wenn Sie nach ein paar Jahren die Grundlagen beherrschen, ist das erst der Anfang.

Wer sich ernsthaft mit Zen und seinen mannigfachen Ausdrucksformen, wie Kalligraphie, Teezeremonie, Architektur des japanischen Teehauses, Meditationsgärten, Kampftechniken u. a., auseinandersetzt, wird reich belohnt.

Um das vereinfachte, kleine Repertoire der Selbstbehandlung mit Shiatsu zu erlernen, wie es im vorliegenden Buch dargestellt ist, müssen Sie aber nicht den erwähnten, langen Weg zurücklegen. Neben den Kursen, die ich an verschiedenen Schulen für Shiatsu und chinesische Medizin gebe, nutze ich jede andere sich bietende Gelegenheit, um die Methode zu lehren, sie zu entmystifizieren sowie geeignete Programme für Workshops, für die Arbeit in der Klinik, am Krankenbett, im Büro, in Sportstudios, Frauenzentren, Altenheimen sowie mit HIV-positiven Gruppen zu entwickeln. Ein Workshop entstand spontan aus einem Englischkurs für Alphabetisierungslehrer in der Nähe von Kapstadt.

In Ostberlin hatte ich Lehrveranstaltungen vor dem Fall der Mauer, und in Westberlin hielt ich zufällig einen Kurs am 9. November 1989, als die »Mauer« fiel. Die politischen Diskussionen, die sich nach unseren Shiatsu-Kursen fortsetzen, begrüße ich sehr. Shiatsu wird als praktische Hilfe gesehen, als fester Anker in Zeiten des Wandels und der Unsicherheit, und nicht als esoterische Zauberei, die nur von Weisen hoch in den Bergen im fernen Osten praktiziert wird.

Im Westen sind es überwiegend Frauen, die Shiatsu lernen wollen. Viele von ihnen beanstanden den herablassenden Ton mancher Handbücher (das trifft für die westliche und östliche Medizin gleichermaßen zu) sowie die oberflächliche Art, mit der sogenannte Frauenprobleme abgehandelt werden. Unsere Diskussionen über dieses Thema sind in die Kapitel eingegangen, die »Frauenfragen« behandeln. Viele Frauen beklagen auch die männlich dominierte Sprache sowohl der westlichen wie der östlichen Medizin. Übersetzerin und Lektorin sind sich dieses Problems bewußt und versuchten, männliche und weibliche Formen abwechselnd zu verwenden und den verbreiteten Gebrauch der männlichen Form für beide Geschlechter zu vermeiden.

Ich finde es ermutigend, daß sich im Laufe der Jahre zunehmend auch Männer – besonders in Deutschland – für Shiatsu zu interessieren beginnen. In meinen Kursen diskutieren wir auch das heikle Thema eines »männlichen Zyklus«, die Erkenntnis der monatlichen Schwankungen oder Hochs und Tiefs, die Männer in ihrem körperlichen und seelischen Befinden erleben – ein Tabuthema, das in der medizinischen Fachliteratur ängstlich gemieden wird. In meinen Kursen haben sich Männer sehr persönlich und poetisch über derartige zyklische Veränderungen geäußert. Für manche war es das erste Mal, daß sie über die gemischten Gefühle sprechen konnten, die sie

als Knaben empfunden hatten, die ihre Eltern aber nur bei ihren Schwestern anerkannten.

Die abstumpfende Wirkung einer Macho-Erziehung ist überaus folgenschwer. Mir sind keine männlichen Initiativen bekannt, die sich für Netzwerke und Aufklärungskampagnen und für die Finanzierung von Projekten zur Erforschung des Prostata- und Hodenkrebses einsetzen, wie wir Frauen dies für den Brustkrebs tun. Männer sind mit einem Prozent in den Brustkrebsstatistiken vertreten, aber über dieses Thema wird leider auch nur hinter vorgehaltener Hand geflüstert.

Unsere Workshops helfen, diese Tabus zu brechen. Neben allen Aspekten des Sexismus diskutieren wir auch über die Auswirkungen von Umweltverschmutzung, Armut und Rassismus auf die Gesundheit der Bevölkerung. Wir sprechen offen Themen wie Wechseljahre, Brustkrebs und Aids an. Wir diskutieren, welche Rolle Shiatsu dabei spielen könnte, unser Bewußtsein zu schärfen, unser Mitgefühl zu vertiefen, Trennendes aufzuheben und innere Ruhe inmitten einer bedrohlichen Welt zu vermitteln.

Shiatsu in der Praxis

In seiner vollendeten Form wirkt Shiatsu wie eine anmutige, harmonische Verbindung aus Akupressur und Stretching, wobei wir uns wie bei der Akupunktur eines Systems von Druckpunkten und Meridianen bedienen. Die Anwendung erfolgt in bekleidetem Zustand, es werden also keine Nadeln, Öle oder Lotionen verwendet. Die Technik kann langsam und subtil oder rasch und fest ausgeführt werden; gearbeitet wird mit Daumen-, Handflächen- oder Ellbogendruck. Sie dürfen sich Shiatsu nicht als Massage vorstellen. Die gedankliche Basis ist eine andere, und anders ist somit auch die Berührung.

Lassen Sie uns einen Blick auf den Ursprung des Shiatsu als Mittel der Volksmedizin werfen. Wir alle praktizieren immer dann instinktiv eine Form des Shiatsu, wenn wir Kopfschmerzen durch Druck gegen die Stirn zu lindern versuchen, wenn wir uns in die Nasenwurzel zwicken, um überanstrengte Augen zu entmüden, oder wenn wir unsere Arme kräftig reiben, weil wir frieren. Dabei stimulieren wir nicht bloß die entsprechende Energielinien (Meridiane) und Druckpunkte, sondern wir praktizieren einige der frühesten und ältesten Formen des Heilens und der Krankheitsverhütung.

Wenn Sie Techniken dieses Buches üben, sollten Sie sich an dem Druck, den Sie bei solchen instinktiven Selbstbehandlungen anwenden, orientieren. Es braucht viel Fingerspitzengefühl, den Druck langsam und gleichmäßig so anzuwenden, daß Schmerz und Abwehrspannung vermieden werden. Üben Sie erst an sich, bevor Sie andere behandeln. Drücken Sie die Fingerkuppe(n) langsam nach unten, zählen Sie dann bis fünf, und lassen Sie langsam los. Machen Sie nicht den häufigen Fehler zu glauben, Sie müßten mit dem Daumen wakkeln oder schnelle kreisförmige Bewegungen ausführen, um eine Wirkung zu erzielen. Das ist falsch. Sie müssen nur Druck ausüben und wirken lassen sowie die Dauer kontrollieren. Manche mögen lieber nur mäßigen Druck. Andere vertragen ziemlich starken Druck. Was für Sie jeweils am besten ist, werden Sie bald herausfinden und mit zunehmender Erfahrung entdecken, daß Shiatsu ein sanftes und konzentriertes Verfahren ist.

Versuchen Sie die folgende einfache Übung: Atmen Sie langsam ein und aus. Heben Sie die Hände, so daß die Handflächen einander zugewandt sind. Führen Sie die Hände allmählich zusammen, ohne daß sie sich berühren, und wieder auseinander.

Die Bewegung soll sehr langsam erfolgen. Schließen Sie die Augen beim Üben, falls Sie sich so besser konzentrieren können. Mit der Zeit spüren Sie etwas wie einen magnetischen Strom zwischen Ihren Handflächen. Üben Sie weiter. Je öfter Sie diese Übung machen, um so größer wird die magnetische Kraft. Suchen Sie nun an Ihren Beinen einen verspannten oder steifen Muskel. Legen Sie Ihre Hände darauf und spüren Sie seine Wärme. Dann legen Sie die Daumenkuppe auf und drücken langsam senkrecht nach unten. Gehen Sie nicht hastig vor, seien Sie ohne Eile. Je langsamer Sie drücken, desto tiefer dringen Sie ein. Bleiben Sie auf dem Punkt, zählen Sie bis fünf. Lassen Sie langsam los. Wiederholen Sie die Übung mehrere Male. Nun führen Sie den Daumen auf dem steifen Muskel etwa eine Daumenbreite weiter und üben erneut Druck aus. Dann wieder weiter und erneut drücken. Mit zunehmender Routine spüren Sie ein wachsendes Wärmegefühl, ein Prickeln, eine Abnahme der Muskelspannung – oder einen Schmerz. Beim Shiatsu erklärt man dies mit einer Stimulation oder einer Freisetzung von blockiertem *Ki* (chinesisch: *Qi* oder *Chi*), in unserer Begriffswelt: Energie oder Lebenskraft. Im Westen müssen wir *Ki* erst begreifen lernen. Im fernen Osten ist *Ki* Bestandteil des Lingo, das heißt des Atems, der Energie, des Geistes, der Vitalität oder Intelligenz, die das Universum bewegt und uns »in Gang hält«.

Die japanische Entsprechung zu unserer höflichen Erkundigung »Wie geht es Ihnen?« lautet: »Genki desuka?«, das heißt, »Wie befindet sich Ihr *Ki*?«. Sogar das jeweilige Wetter wird in Variationen von *Ki* beschrieben.

Shiatsu-Studenten, die mit der Denkweise der westlichen Medizin vertraut sind, beziehen *Ki* gerne auf das Nervensystem und erklären, daß Akupunktur und Shiatsu die Schmerzwahrnehmung über bestimmte Nervenzentren blockieren. Andere setzen *Ki* mit ATP (= Adenosintriphosphat) gleich, dem Kraftstoff der Zelle, dem essentiellen Molekül und Energielieferanten lebender Systeme. Manche wiederum deuten die Stimulation von *Ki* als Stimulation von Endorphinen, das sind körpereigene Schmerzkiller, und begründen damit das Gefühl der Ruhe und des Wohlbefindens nach einer Shiatsu-Behandlung. Einen der besten objektiven Belege für *Ki* scheint die Kirlian-Fotografie zu liefern: Sie zeigt eine Zunahme der magnetischen Energiefelder um die Druckpunkte nach Shiatsu und nach Akupunktur. *Ki* umfaßt aber weit mehr als all diese Erklärungen. Der Westen kennt kein einfaches treffendes Wort für diesen Begriff. Im Yoga beziehen wir uns auf *Ki* als *Prana*, und wenn wir meditieren oder Atemübungen machen, erwacht in uns ein ähnliches Empfinden einer universalen Lebenskraft. Das Arbeiten mit *Ki* bedeutet Konzentration auf die Mitte, Einsicht in das Wesen der orientalischen Heilkunst als Prozeß, bei dem Gegensätze und Disharmonien zwischen Körper und Universum ausgeglichen werden. Ebenso beinhalten Verfahren wie Tai Chi, Qi Gong und Aikido eine Steigerung und Harmonisierung von *Ki*.

Wenn ich Skeptiker in meinen Kursen habe, schlage ich die Theorie in den Wind. Ich bitte die Teilnehmerinnen, Zweiergruppen zu bilden, und lasse sie gegenseitig ihre steifen Schultern bearbeiten. Dabei weise ich sie darauf hin, daß allen theoretischen Erklärungen die praktische Erfahrung vorausgeht.

Nehmen Sie Ihren Körper als Lehrmeister. Sie müssen nicht an *Ki* glauben, damit Shiatsu bei Ihnen wirksam ist.

Unser instinktives Verständnis des Körpers als Kommunikations- oder elektromagnetisches System erweist sich auch in Redewendungen wie »leere Batterien«, »an- oder abturnen«, »ausgebrannt sein« oder »total unter Spannung stehen«. Alle Materie ist Energie in Bewegung, und unser Körper vibriert auf verschiedenen *Ki*-Frequenzen, so die Sichtweise der östlichen Medizin. Einfacher formuliert, *Ki* ist auf Bahnen oder Meridianen angeordnet, ähnlich wie das Netzwerk eines U-Bahn- oder Bus-Streckenplans. Die Meridiane stehen mit der Physiologie, mit den Emotionen und mit der Psyche in Beziehung. Die Druckpunkte im Verlauf der Meridiane sind mit Bus- oder Bahnhaltestellen oder Verkehrsknotenpunkten zu vergleichen.

Wir wissen alle, wie es ist, wenn Straßen verstopft sind oder Züge steckenbleiben. Wir schimpfen auf Staus oder Verspätungen von Zügen oder Flugzeugen. Wenn wir Glück haben, werden wir auf einer Ersatzlinie an unser Ziel befördert, aber es können weitere Staus auftreten, vor allem zu Spitzenzeiten. Vergleichbare Dinge ereignen sich im menschlichen Körper. Auch in unserem Bahnsystem, in unseren Meridianen treten Stauungen auf, in manchen Bezirken sind die Bahnen über-, in anderen unterbelastet. Die Anwendung von Akupunkturnadeln oder Daumendruck hilft, Staus aufzulösen und blockierte Energie auf Anhieb freizusetzen. Oder mit einem anderen Bild: wenn in Ihrem Wohnzimmer plötzlich das Licht ausgeht, kann die Ursache lokal (kaputte Glühlampe) oder durch eine durchgebrannte Sicherung oder eine defekte Leitung ausgelöst sein. Und deswegen lassen sich Kopfschmerzen auf unterschiedliche Weise lindern, indem Druck mal auf die Stirn, mal auf das Kreuzbein oder am großen Zeh ausgeübt wird.

Die schwierigeren Texte über östliche Medizin bedienen sich natürlich komplizierterer, esoterischer Erklärungen, die Sie besser verstehen werden, sobald Sie sich über die Selbstbehandlung mit Shiatsu hinaus damit beschäftigen.

Um Sie mit Shiatsu und seinen Anwendungsmöglichkeiten vertraut zu machen, habe ich das Buch in drei Abschnitte eingeteilt. Auf diese Weise können Sie die Übungen auswählen, die für Ihre persönliche Situation am besten geeignet sind. In Teil 1 werden die Techniken vorgestellt, mit denen Sie sich selbst behandeln und Schmerzen allgemeiner Art lindern können. Teil 2 widmet sich speziellen Problemen, die bei der Arbeit am Computer, beim Sport oder beim Fliegen auftreten. Teil 3 schließlich zeigt Ihnen, wie Sie Shiatsu in Ihrer Familie, mit Ihrem Partner, Ihrer Partnerin oder an guten Freunden anwenden und genießen können. Mit der Zeit werden Sie sich sicher durch alle drei Teile durcharbeiten.

Sie werden bemerken, daß ich für die Druckpunkte und Meridiane (die Energiebahnen) nicht die bei Akupunktur und Shiatsu übliche Nomenklatur benenne, denn am Anfang ist es wichtiger, daß Sie diese durch Berührung entdecken und mit ihnen vertraut werden. Oft wird Ihr Daumen genau den richtigen Punkt gleich erwischen. Manche fühlen sich angenehm und richtig gut an, manche sind empfindlicher als andere, manche wiederum werden sich hart und schmerzhaft anfühlen. Passen Sie den Druck jeweils entsprechend an. Je mehr Sie mit den Druckpunkten arbeiten, um so mehr werden diese Ihnen verraten. Manchmal müssen Sie nur einen einzigen Punkt konzentriert drücken, damit sich der Energiefluß im gesamten Körper ändert, und dabei erfahren Sie soviel über Ihren Körper, wie ein Sandkorn oder ein Schneekristall Sie über das Universum lehren kann.

Oft wollen Shiatsu-Schüler wissen, ob die Meridiane auf oder zwischen Muskeln

verlaufen. Oder an Venen oder Arterien entlang? Entsprechen Sie den Lymphbahnen? Oder dem autonomen Nervensystem? Oder vielleicht den Organen? Mit allen genannten sowie weiteren anatomischen Gebilden stehen die Meridiane in einer funktionellen, nicht aber topographischen Beziehung – von einigen Ausnahmen abgesehen.

Um eine Vorstellung von den Meridianen zu bekommen, versuchen Sie, sich im Geist mehrere tausend Jahre in eine Zeit zurückzuversetzen, als in der westlichen Hemisphäre noch kein Mensch etwas über Anatomie und Physiologie wußte und der Körper als Mikrokosmos innerhalb des Universums, der Elemente und der Jahreszeiten betrachtet und im Sinne von Ebbe und Flut der Energien erforscht wurde. Die Menschen hörten auf ihren Körper; sie reckten und streckten ihre Glieder, um munter zu werden oder um Schmerzen zu lindern. Sie drückten Stellen, die wehtaten, und entdeckten dabei zufällig, daß an diesen Punkten nicht nur örtliche Schmerzen gelindert, sondern noch viele andere Funktionen beeinflußt werden konnten. Sie fanden heraus, daß Kopfschmerzen sich bessern ließen, indem sie bestimmte Punkte an den Füßen drückten, oder Menstruationsbeschwerden gemildert wurden, indem sie Punkte unterhalb des Knies und über dem Knöchel drückten. Je länger ich unterrichte, um so mehr bin ich überzeugt, daß das Wissen um die Behandlung von Druckpunkten (oft kombiniert mit der Anwendung von Heilpflanzen) in den ältesten Kulturen von Ost und West existierte und von Generation zu Generation überliefert wurde.

Wie oft schon habe ich in meinen Kursen nach bestimmten Übungen gehört, daß jemand kommentierte: »Das hat meine Großmutter genauso gemacht, als ich klein war.« Dies äußerten Menschen aus Korea, Vietnam, Indien, Palästina, Irland, Iran, Menschen indianischer Herkunft, aus der Karibik und aus Afrika.

Was ist Schmerz?

Jeder Mensch wird gelegentlich von banalen Schmerzen und Beschwerden geplagt. Aus den nationalen Statistiken geht hervor, daß weltweit Millionen Menschen unter chronischen Schmerzen leiden. Manche gewöhnen sich an Schmerzmittel. Schmerzkranke geben ein Vermögen aus für alternative Behandlungsweisen wie Chirotherapie, Akupunktur, Aromatherapie, Biofeedback, Homöopathie, Reflexzonenbehandlung, Shiatsu oder verschiedene Kombinationen der genannten Möglichkeiten. Viele Patienten verheimlichen das ihrer Hausärztin, weil sie befürchten, sie könnte sie deswegen auslachen oder verärgert sein. Oft wird das Fehlen des »wissenschaftlichen Wirkungsnachweises« als Hauptargument gegen alternative Behandlungsweisen angeführt, wobei Verfahren wie die über Jahrtausende bewährte Akupunktur und allerlei therapeutische Scharlatanerien mit Fantasienamen unterschiedslos abgewertet werden.

Doch die Dinge ändern sich, da mit dem Wandel des Gesundheitssystems das Gebiet der präventiven Medizin umfangreicher wird. Es gibt eine noch kleine, aber wachsende Zahl von Ärzten, die im Interesse einer mehr ganzheitlichen Therapie die bewährten alternativen Verfahren und die Schulmedizin optimal miteinander zu verbinden versuchen. Verfahren wie Shiatsu oder Akupunktur gelten häufig als letzte Zuflucht für Patientinnen, die nicht noch mehr Schmerzmittel bekommen dürfen oder die nicht darauf ansprechen. In den USA war Harvard die erste von etwa sechs Medizinischen Hochschulen, die alternative Methoden in ihren Lehrplan aufnahm. Die Harvard-Professoren, die Verhaltensmedizin lehren, pflegen schon lange Verbindungen zur traditionellen chinesischen Medizin. Gut dokumentiert hat dies Dr. David Eisenberg, Harvard Universität, in seinem Buch »Encounters with Qi« (Begegnungen mit Qi), nachdem er einen Studienaufenthalt an Akupunkturkliniken in China absolviert hatte. In Deutschland gibt es seit 1989 einen Lehrstuhl für Naturheilverfahren am Klinikum Steglitz der Freien Universität Berlin.

1993 wurde in Bill Moyers' beliebter Fernsehserie »Healing and the Mind« (Heilung durch den Geist) im amerikanischen Fernsehsender PBS über die Wirksamkeit der Meditation zur Linderung von Schmerz und Streß an der Streßklinik im Zentrum für Innere Medizin der Universität von Massachusetts, Boston, sowie den Wert entsprechender Therapiegruppen für chronisch Schmerzkranke, Krebspatienten und Todkranke berichtet. Dr. Bernie S. Siegel, Chirurg an der Yale Universität und Autor, bereicherte die Krebstherapie mit der intensiven psychologischen Betreuung der Patienten und Patientinnen, insbesondere durch positives Bilderleben, um einen wichtigen Aspekt.

Schmerzexperten, wie Dr. Darrell Tanelian, der in Dallas das Schmerzbehandlungszentrum am Southwestern Medical Center der Universität von Texas leitet, sprechen auch von der Notwendigkeit, den Patienten Lösungen wie »die schnellwirkende Spritze« oder »gleich eine Pille« abzugewöhnen. Der flotte Rollschuhläufer und fitneßbewußte Mediziner betont die Einbeziehung von Patientinnen und Patienten in die Therapie, die Ernährungsumstellung, Bewegungsprogramm und Änderung der Lebensweise umfaßt, um Schmerzen zu bekämpfen. Noch zuversichtlicher stimmt es, daß die Amerikanischen Gesundheitsinstitute (NIH) inzwischen ein Büro für alternative Medizin einrichteten, um Erkenntnisse zusammenzutragen und die Forschung auf diesem Feld zu fördern.

Zu den landesweiten NIH-Forschungsprojekten an Medizinischen Hochschulen und Zentren der USA zählen Tai Chi (bei Gleichgewichtsstörungen), Qui Gong (bei Dystrophie), Yoga (bei Zwangsneurosen), Bilderleben (zur Aktivierung des Immunsystems), Hypnose (bei Kreuzschmerz) und Akupunktur (bei monopolarer Depression und bei Hyperaktivität).

Es wäre zu wünschen, daß die Ergebnisse dieser Studien die Integration alternativer Behandlungsweisen in die Schulmedizin beschleunigen, wie dies in manchen europäischen Ländern bereits heute der Fall ist. Praktisch jede Apotheke in Deutschland, in der Schweiz oder in Österreich führt Heilpflanzen und Medikamente aus pflanzlichen Wirkstoffen in ihrem Programm. Naturheilmittel und Heilpflanzenzubereitungen sind zumeist rezeptfrei erhältlich und werden von den Krankenversicherungen erstattet, sofern sie ärztlich verordnet wurden. Personen, die Shiatsu, Akupunktur oder Heilpflanzenkunde praktizieren, haben oft eine Ausbildung als Heilpraktiker/in erworben. Meine Kurse wurden besucht von Chirurgen (Herz, Orthopädie) und von praktischen Ärztinnen, die auch Reflexzonentherapie, Musiktherapie und Ohrakupunktur praktizieren. In England hat die Ganzheitsmedizin (alternative Medizin) eine lange Tradition, übrigens wurde dort – im 17. Jahrhundert – erstmalig die Akupunktur angewandt. Im Rahmen des staatlichen Gesundheitsdienstes bieten einige Londoner Lehrkrankenhäuser in den Klinikambulanzen alternative Behandlungsweisen an (u. a. Shiatsu), nicht nur zur Schmerztherapie, sondern auch für HIV-Positive und für Suchtkranke nach dem Entzug. Mit Spenden haben Londoner Ge-

schäftsleute die Hoxton Health Group mitfinanziert, die am St. Leonards Hospital in Hackney, einer armen Gegend, dreimal in der Woche gegen einen geringen symbolischen Monatsbeitrag älteren Bürgern Shiatsu, Akupunktur und Homöopathie anbietet. In der Krypta der St. James' Church beim Piccadilly, mitten in London, bieten alternative Therapeutinnen einen Abend in der Woche ihre Dienste an, und die Klienten bezahlen, was sie erübrigen können. Dies bedeutet, daß Hunderte einen Zugang zu Behandlungsformen bekommen, die sie sich sonst womöglich nicht leisten könnten. Während der Jahre, in denen ich in Montreal, Kanada, unterrichtete, konnte ich beobachten, wie die »médecine douce« (die »sanfte« Medizin) zunehmend an Boden gewann. An der Shiatsu-Ki-Schule Quebec konnten wir erreichen, daß im Rahmen des Lehrplans fortgeschrittene Studentinnen in den örtlichen Krankenhäusern an Patienten arbeiten durften, insbesondere an Männern und Frauen, die chronisch behindert und bettlägerig waren und keine Angehörigen hatten.

Im Laufe der Jahre erlebte ich, daß zunehmend auch Ärzte, Krankenschwestern und Pfleger, Hebammen, Psychologen und vor allem Physiotherapeutinnen an regelmäßigen Kursen und speziellen Workshops teilnahmen. Viele kommen nicht nur, um eine neue therapeutische Technik zu erlernen, sondern um sich selbst von Streß und Schmerzen zu befreien. Wir lernen voneinander. Wir lernen, Schmerz aus verschiedenen Perspektiven zu betrachten. Shiatsu wird niemals als Allheilmittel oder Wunderkur dargestellt, sondern als Verfahren, das neben anderen oder versuchsweise anzuwenden ist, insbesondere, wenn ein Patient nicht noch höhere Schmerzmitteldosen erhalten darf. Shiatsu ist auch ein wunderbares Instrument in der Hand von Therapeuten, die überzeugt sind, daß eine sanfte, heilende Berührung hochtechnisierte oder invasive Maßnahmen sinnvoll zu ergänzen vermag.

Und dies unterstreicht den eigentlichen Kern der Methode. Shiatsu macht Freude. Es vermittelt Wohlgefühl. Ich betone das, wenn ich Physiotherapeutinnen unterrichte, und rate ihnen insbesondere, ihre Heilbehandlung jeweils mit ein paar Shiatsu-Griffen und Atemübungen einzuleiten, damit die Patienten lockerer werden und sich besser entspannen und um ihnen ein Gefühl der Freude und Ermutigung zu vermitteln. Ich empfehle den Therapeuten, zuerst die gesunde Körperhälfte – oder die Füße – zu bearbeiten, bevor sie sich beschädigte oder behinderte Gliedmaßen oder Problemzonen vornehmen.

Die anschließende Behandlung läßt sich dann leichter durchführen. Die Patientinnen und Patienten sind entspannter und leisten geringeren Widerstand. Schmerzen werden auf ein Minimum reduziert. Vor allem sind Freude und Lachen große Heiler und regen das Immunsystem an, das wissen wir spätestens seit Norman Cousins Buch »Anatomie einer Krankheit«.

Mich faszinierte zu beobachten, wie die Einbeziehung von Shiatsu oder anderen Heilweisen die Angehörigen der medizinischen Berufe verwandelt. Bei der Ausstattung von Praxis oder Klinik entscheiden sich die Ärzte für sanftere Farben und beruhigend wirkende Kunst. Sie benutzen mehr Bücher und Anschauungshilfen, um mit ihren Patientinnen medizinische Details zu besprechen. Sie verzichten auf den weißen Kittel, wählen schon mal statt des schwarzen ein rotes Stethoskop, schaffen Instrumente aus weicherem Material an, wählen ein florales Muster für die Beinstützen beim gynäkologischen Untersuchungsstuhl.

Krankenschwestern knapsen sich ein paar Minuten von ihrem engen Zeitplan ab, um bei Schmerzen, Schlaflosigkeit oder Verstopfung zu helfen, indem sie, statt die Patienten mit Medikamenten abzufüllen, einige wenige Shiatsu-Griffe anwenden. Vor allem Hebammen wenden Shiatsu-Techniken mit großem Erfolg bei Hausgeburten an. Aber Sie müssen nicht medizinisch vorgebildet sein, um Shiatsu zu lernen. Unter meinen Kursteilnehmern hatte ich Tänzerinnen, Lehrerinnen, Bäcker, Töpfer, Politikerinnen, Bauarbeiter, Hausfrauen, Hausmänner und Arbeitslose. Manche möchten ihrem Leben eine Wende geben, andere eine zweite Karriere beginnen, und wieder andere wollen bloß Techniken erlernen, die sie bei ihren Familienangehörigen anwenden können. Oft erkundigen sie sich, ob die Wirksamkeit von Shiatsu davon abhängt, daß man etwas Bestimmtes glaubt. Die Antwort lautet nein, überhaupt nicht.

Ich erzähle dann, wie mein Leben mich auf verschlungenen Pfaden zu Shiatsu führte. Als ich sechs Jahre alt war, las mir eine Zigeunerin in Cornwall aus der Hand, ich hätte heilende Hände. Jahrelang wurde mir das gleiche in verschiedenen Ländern auch von anderen Wahrsagern gesagt, aber ich nahm das nie richtig ernst. Das ist heute noch so. Beim Shiatsu betrachten wir die Hände nicht als Ursprung, sondern als Vehikel für *Ki*.

Ich erinnere mich auch (obwohl es mir damals wenig bedeutete) an einen denkwürdigen Tag bei meiner Großtante Ena, die in einem dreihundert Jahre alten Cottage wohnte, das mit mehreren Stockwerken an einen Hang in dem Küstendorf Marazion in Cornwall gebaut war. Wir standen in ihrem ummauerten Garten und blickten über das Meer hinüber zu der legendären Insel Mont St. Michel, die einst von Eremiten bewohnt war und die schon die Phönizier besuchten, um mit Zinn zu handeln.

Meine Tante deutete auf ihre Obstbäume, auf die Gemüsebeete und ihren Kräutergarten, in dem Minze, Kamille, Salbei, Thymian und Rosmarin dufteten, und auf ein Wiesenstück, das mit Gänseblümchen und Löwenzahn übersät war. »Alles, was ich zum Heilen für mich brauche, ist entweder in diesem Garten oder in mir selbst«, sagte sie, während über uns die Schwalben durch die salzige Brise schwirrten. »Was im Garten ist, sehe ich, aber was ist in unserem Körper gepflanzt?« wollte ich wissen. »Sei nicht so keck, junge Dame. Der Körper ist seine eigene Apotheke. Falls wir wissen, auf welche Knöpfe wir drücken müssen.« Großtante Ena konnte wunderbar Geschichten erzählen, daher legte ich diese Äußerungen in der Schublade Folklore aus Cornwall ab. Bis auf weiteres.

Während der siebziger Jahre, als ich noch eine ehrgeizige Journalistin und Schriftstellerin war, hatte ich zwei interessante Erlebnisse, die beweisen, daß im kollektiven Unbewußten jedes Menschen eine Art Shiatsu-Programm schlummert. Einer meiner Freunde, ein Augenarzt in London, litt unter chronischen Rückenschmerzen, und nichts schien zu helfen. Eines Tages bildete ich mit Zeige- und Mittelfinger ein V wie Victory, drückte sie auf zwei Punkte zu beiden Seiten seiner Wirbelsäule, und die Schmerzen hörten auf. Ein paar Jahre später in San Francisco und nach einem Schwenk zu Meditation, Yoga und vegetarischer Ernährungsweise als Gegengewicht zu einer anstrengenden Karriere konnte ich zufällig die Zahnschmerzen einer Freundin betäuben, indem ich ihren Arm faßte und darauf einen Punkt fest drückte. Natürlich konnte ich ihr Problem nicht lösen, aber sie immerhin in die Lage versetzen, schmerzfrei mit dem Bus bis zur Praxis ihres Zahnarztes zu fahren. Später fand sie in einem japanischen Buchladen zufällig Shizuto Ma-

sunagas Klassiker »Zen Shiatsu«. »Willst du wissen, was bei meinem Zahnweh passiert ist?« fragte sie. »Hier, lies mal!« drückten sie mir das Buch in die Hand. Bis dahin hatten wir das Wort »Shiatsu« noch nie auch nur gehört. Interessanterweise wohnten wir damals aber direkt gegenüber einem Akupunktur-Zentrum. Und außerdem war ich zutiefst beeindruckt von der beruhigenden Wirkung der Menschen, die in einem nahegelegenen Park morgens, wenn ich joggte, Tai Chi praktizierten.

Die Stadt wollte mich wohl etwas lehren. Ein Jahr später begann ich meine Ausbildung am damaligen Shiatsu Education Center (jetzt Ohashi Institut) in New York City, und mein ganzes Leben änderte sich.

Damals schrieb ich gerade mein fünftes Buch und dachte, Shiatsu könnte ein sinnvolles Hobby sein. Statt dessen wurde eine zweite Karriere daraus. Nachdem ich mich qualifiziert hatte, gehörte ich einige Jahre dem Lehrkörper an. Danach machte ich mich selbständig.

In den vergangenen zehn Jahren hatte ich die Freude zu erleben, wie Shiatsu im Westen zunehmend an Boden gewann, insbesondere durch die Pionierarbeit von Tet Saito und Pauline Sasaki und durch die von Jean LeComte in Montreal, Erika Bringold in Winterthur, Matthias Wieck, Elli Mann-Langhof und Edith Storch in Berlin, Wilfried Rappenecker in Hamburg sowie Bernhard Ruhla in Dresden gegründeten Shiatsu-Schulen. Die Entwicklung und die Sichtweise dieser Frauen und Männer hat auch mich gefördert. Bevor sie sich Shiatsu verschrieben, hatten sie Karrieren in der Medizin, in Architektur, Chemie, Sprachen oder Grafikdesign gemacht.

Mein Hintergrund als Reporterin in verschiedenen Ländern und politischen Situationen vermittelte mir einen tiefen Einblick in Menschlichkeit, Schmerz, Streß und Überleben, ein unschätzbares Training für die Kunst des Heilens. Im Journalismus lernen wir Fragen zu stellen und Schweigen zu deuten, eine Kunst, an der es in der Ausbildung zum Arzt oft bedauerlich mangelt. Viele der Schmerzen, von denen in diesem Buch die Rede ist, habe ich am eigenen Körper erfahren. Ich ermutige meine Studentinnen und Studenten immer, ihre eigenen Schmerzen und Beschwerden und ihre persönliche Erfahrung mit Krankheit als Ausgangsbasis des Lernens zu benutzen, als Privatlabor, in dem eine Fülle an Einsichten und Lösungen gesammelt wurde. Der Arzt Edward E. Rosenbaum hat in seinem Buch »Der Doktor. Ein Arzt wird Patient« die Chronik seiner bemerkenswerten persönlichen Entwicklung durch seine Krebserkrankung aufgezeichnet.

Da ich die meisten meiner Bücher noch vor der Laptop-Ära unterwegs auf ramponierten alten Reiseschreibmaschinen tippte, weiß ich, was es bedeutet, stundenlang am Schreibtisch zu hocken und unter chronischen Rückenschmerzen zu leiden. Inzwischen weiß ich auch, wie es ist, wenn nach Stunden an der Computertastatur die Augen überanstrengt sind, wenn man ganz benommen und der Nacken verspannt ist; dies veranlaßte mich, Übungen zu entwickeln, die derartigen Problemen vorbeugen helfen. Durch Joggen lernte ich viel über den Ursprung von Schlüssel-Druckpunkten in den Beinen. Yoga lehrte mich die Bedeutung bestimmter Punkte, um die Knie geschmeidig zu erhalten. Und da ich aus einer Migräne-Familie stamme, konnte ich auf der Grundlage der Techniken, die bei mir wirksam sind, mehreren Migränekranken helfen.

Da ich im Laufe meines Lebens immer wieder in beide Richtungen über den Atlantik fliegen mußte, wurde ich motiviert, eine Reihe von Übungen zu erarbeiten, mit denen die infolge der Zeitverschiebung auftretenden Beschwerden (jetlag) gemildert werden können.

Ich habe das Glück gehabt, eine Brustkrebserkrankung zu überleben. Nein, Shiatsu vermag den Krebs nicht zu heilen, aber die mit Shiatsu verwandten Disziplinen, wie Meditation, Zentrieren und Energiefeld-Übungen waren Teil meiner Überlebensstrategie. Ich bin der lebende Beweis dafür, wie günstig sich eine Einbeziehung alternativer Heilweisen in die Schulmedizin bei der Heilung eines metastasierten Karzinoms auswirken kann. Ich wurde operiert, erhielt fünf Jahre lang eine immunstimulierende Therapie mit Iscador (Mistelextrakt) und ein Jahr lang eine modifizierte Chemotherapie. Jahre bevor meine Krebserkrankung diagnostiziert wurde, schrieb ich hellsichtig ein Buch über die Zigarettenindustrie und Lungenkrebs, nachdem ich über das Industriegebiet im Großraum London berichtet hatte. Ebenso hellsichtig unterwies ich Frauen, die ihren Brustkrebs überlebt hatten, lange vor meiner Brustamputation in Shiatsu. Will sagen, ich hatte das Fundament, um besser informiert zu werden.

Dieses Buch verbindet die Shiatsu-Theorie mit den ungeschminkten Erfahrungen, die ich seither in die Praxis umsetzen konnte. Selbstbehandlung mit Shiatsu ist am wirksamsten, wenn sie den Anstoß gibt, das bunte Mosaik der Faktoren, die chronische Schmerzen und Beschwerden auslösen, kennen und entdecken zu lernen. Der Schlüssel dazu ist Aufmerksamkeit und Kontrolle. Am besten wirkt die Shiatsu-Selbstbehandlung beim allerersten Anflug von Schmerz oder präventiv. Wie jedes Hausmittel sollten Sie auch Shiatsu wohlüberlegt und mit Verstand anwenden und nicht wie ein automatisch verfügbares Allheilmittel.

Und falls Sie unsicher sind, fragen Sie Ihren Arzt.

Wie man Shiatsu gibt

Bevor Sie die folgenden Techniken anwenden, suchen Sie sich einen ruhigen Ort in Ihrer Wohnung, an dem Sie sich gerne aufhalten. Setzen Sie sich, nehmen Sie ein paar tiefe Atemzüge und wenden Sie den Blick nach innen. Sie sollten nicht in Eile sein. Versuchen Sie auch, Störungen durch Telefon oder Türklingel zu vermeiden. Wenn Sie einen Punkt oder eine Linie drücken, bewegen Sie den bzw. die Finger langsam in die Tiefe, halten Sie inne und zählen Sie bis fünf, dann lassen Sie langsam wieder los. Der Druck sollte sich allmählich steigern, aber immer fest und angenehm sein. Sie brauchen den Daumen also weder ins Fleisch hineinzurammen noch hastig mit ihm auf einer Stelle hinundherzuwackeln. Senken Sie ihn nur langsam ab, halten Sie inne und lassen Sie langsam wieder los; dann gehen Sie weiter zum nächsten Punkt. Mit etwas mehr Übung werden Sie Ihren eigenen Rhythmus und eine Übungsfolge entwickeln, die Sie sowohl entspannt wie auch erfrischt. Shiatsu ist eine sehr intensiv wirkende Methode, bitte versuchen Sie also nicht, sich an einem Tag durch das ganze Buch hindurchzuarbeiten. Machen Sie zuerst die Übungen, die am besten zu Ihren gesundheitlichen Problemen passen, andere können Sie später noch probieren. Achten Sie darauf, weder Ihre Daumen noch Ihre Punkte überzustrapazieren. Beide sagen Ihnen rasch, wenn es genug war.

Teil 1
Selbstbehandlung mit Shiatsu
bei alltäglichen Schmerzen und Beschwerden

Streß

Streß ist unser schlimmster Feind. Wir alle leiden unter Streß oder unter streßbedingten Schmerzen und Beschwerden. Wenn wir Streß begreifen, dann verstehen wir auch seine Folgen, nämlich chronische Schmerzen und Krankheiten. Es gibt jedoch keine Sofortlösungen. Nicht jeder hat Zugang zu Kursen in Yoga oder Meditation, zu Fitneßclubs, zu sauberen Schwimmbädern, Radwegen, Golfplätzen oder Hobbys zum Abschalten, obwohl all diese Dinge helfen, den Streß unserer modernen Zeit zu kompensieren. Angesichts der täglichen Realität von widerwärtigen Chefs, Arbeitslosigkeit, Schulden, Giftmüll, kranken Kindern oder Eltern, schwierigen Partnerbeziehungen oder Arbeit unter massivem Druck können wir versuchen, eigene Überlebensstrategien und Ventile zu entwickeln, indem wir uns als Puffer friedliche Augenblicke im Tagesverlauf gönnen.

Einige Grundübungen können helfen, die Bahnen wieder freizumachen, Belastungen zu verringern, Bewältigungsstrategien zu verbessern und Lösungen zu finden. Wenn ich während der Hauptverkehrszeit in New York oder wo auch immer in einen Bus oder eine U-Bahn gezwängt bin, wirken wenige Minuten der Meditation nach meiner Erfahrung Wunder; sie schaffen Raum in meinem Inneren und wirken beruhigend auf die Leute, die um mich drängeln.

Wenn ich mit einer schwierigen Situation oder Person konfrontiert bin, versuche ich, ihr mit Liebe in meinem Herzen zu begegnen, nicht weil ich mich was Besseres dünke, sondern weil die Liebe erstaunliche innere Kraft, Gelassenheit und Problemlösungen bringt. Und Wut versuche ich als starke Kraft zu nutzen, die Kreativität und Bereitschaft zu handeln fördert.

Fallen Sie nicht auf falsche Propheten herein, die Ihnen weismachen, Wut sei »nicht spirituell«. Wir haben schon zu oft gesehen, wie verheerend es sich auf die Gesundheit auswirkt, wenn Menschen, die auf Mundhalten und Unterwürfigkeit dressiert sind, Wut, Streß oder Trauer unterdrücken.

Versuchen Sie es mal mit den folgenden Übungen, wenn Sie einen stressigen Tag haben. Merken Sie sich, was Ihnen am besten hilft.

Allmählich und mit zunehmender Erfahrung können solche Übungen zu einer alltäglichen Gewohnheit werden, etwas, das Sie (notfalls im Geist) praktizieren, wenn Sie auf den Bus warten oder im Postamt oder im Supermarkt in der Schlange stehen.

Gegen Streß können auch kreative Visualisierungen hilfreich sein und Spaß machen. Wenn Sie im Stau stehen und befürchten müssen, zu spät zu einer Verabredung zu kommen, machen Sie sich nicht verrückt. Denken Sie sich, daß sämtliche Ampeln gleich auf Grün schalten. Während Sie um die Ecken kurven, um einen Parkplatz zu finden, stellen Sie sich vor, wie sich eine Lücke vor Ihnen auftut. Wenn Sie knapp vor der Abfahrt zum Zug kommen und hechelnd mit schwerem Gepäck an den Waggons entlangrennen, halten Sie die Uhr in Ihrem Kopf an, frieren Sie die Zeiger auf fünf Minuten vor dem Abpfiff ein. Ich schwöre darauf.

Das Visualisieren funktioniert am besten, wenn Sie sich total konzentrieren und nicht zulassen, daß lauter Gedankenfetzen in Ihrem Kopf durcheinanderpurzeln und Sie ablenken.

Nachdem Sie all diese Vorschläge durchprobiert haben, werden Sie bald wissen, was für Sie persönlich als Überlebensstrategie am besten funktioniert.

Übungen gegen Streß

1. Setzen Sie sich ruhig hin, schließen Sie die Augen, und atmen Sie tief ein und aus. Jetzt heben und senken Sie abwechselnd mehrmals die Schultern. Dann kreisen Sie gleichzeitig mit beiden Schultern von vorn nach hinten, um das »Panzergefühl« der verkrampften Schultern und des gestauchten Nackens zu beseitigen. ▶

2. Schauen Sie nach oben und strecken Sie die Arme; strecken Sie erst die eine, dann die andere Hand gegen die Decke. Stellen Sie sich vor, Sie pflückten Äpfel.

3. Rubbeln Sie kräftig Ihren Kopf. Beklopfen Sie die ganze Kopfhaut mit den Fingerspitzen. Greifen Sie in Ihre Haare, ziehen Sie daran und zerzausen Sie sie kräftig (▼ links). Dann schütteln Sie die Hände aus (▼ rechts). Gut so!

4. Beißen Sie die Zähne zusammen. Dann machen Sie den Mund weit auf – stellen Sie sich vor, Sie stünden auf der Bühne der New Yorker Metropolitan Oper oder der Mailänder Scala – und sagen ausgiebig »Aaaa-aaaaa«!

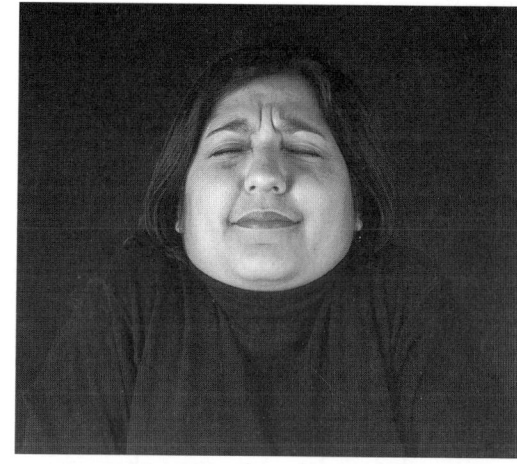

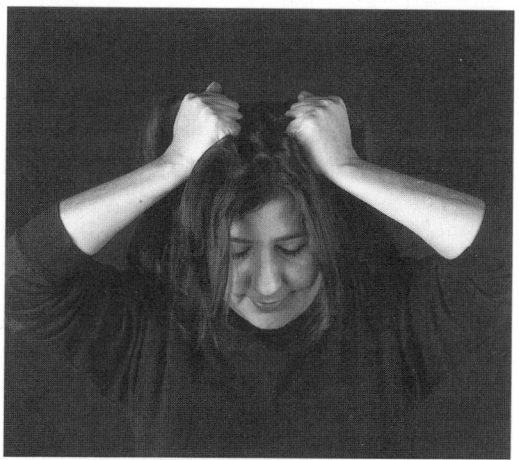

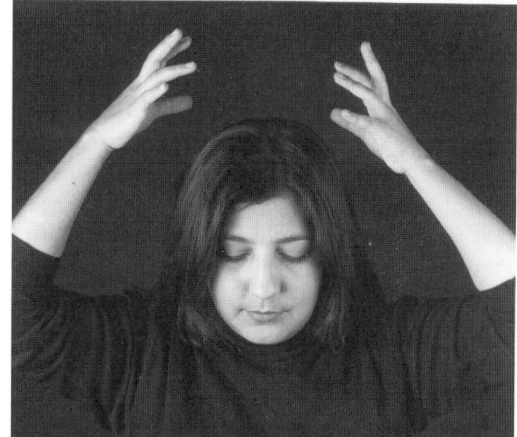

5. Fassen Sie den Unterkieferkamm mit Daumen und Zeigefinger und drücken Sie ihn zusammen. In dieser Art und Weise arbeiten Sie den Unterkieferkamm entlang. Beklopfen Sie beide Kiefer mit den Fingerspitzen. (Diese Übungen sind ausgezeichnet, wenn Sie dazu neigen, die Zähne zusammenbeißen oder mit den Zähnen zu knirschen.) ▶

6. Kneifen Sie die Augen fest zu, und reißen Sie sie dann weit auf. Das Ganze noch einmal.

7. Atmen Sie mit geschlossenen Augen langsam ein und aus und konzentrieren Sie sich dabei auf das Strömen der Luft durch Ihre Nasenlöcher. Versuchen Sie, sich dabei etwas Friedliches und Schönes vorzustellen, etwa eine Blume, die Zeile eines Gedichts oder das Gesicht eines geliebten Menschen.

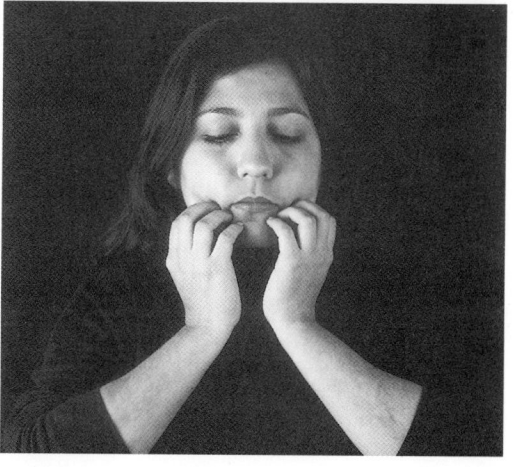

Kopfschmerzen

Kopfschmerzen sind wohl die häufigste Art von Schmerz. Das Spektrum reicht von leichtem Kopfweh bis zur ausgewachsenen furiosen Migräne. Bei mir liegt Migräne in der Familie, daher habe ich die schlimmste Form durchgemacht: nicht bloß rasende Kopfschmerzen, sondern dazu Übelkeit, Desorientiertheit und Sehstörungen, die die Welt mit Zickzacklinien überziehen oder mir, wie ein Gemälde von Francis Bacon, verzerrte, einäugige Gestalten vorgaukeln.

Wie bei jeder Art von chronischen Schmerzen empfiehlt es sich, ein Schmerztagebuch zu führen oder die Attacken auf einem Wandkalender einzutragen. Notieren Sie Datum, Tageszeit und Ort und nähere Umstände und was Sie an dem betreffenden Tag gegessen haben. Halten Sie auch weitere Faktoren fest, beispielsweise Familienkrach oder Besuch von der geliebten Verwandtschaft. Nach ein paar Monaten werden Sie dann vielleicht ein bestimmtes Muster erkennen, anhand dessen Sie die auslösenden Faktoren dingfest machen oder verstehen können. Alle möglichen Kopfschmerzformen können durch Rotwein, Schokolade, fette Sahne, Kaffee, Käse, gebratenen Schinkenspeck oder üppiges Essen ausgelöst werden.

Frauen, die wenige Tage vor der Periode an Migräne leiden, finden oft Linderung, wenn sie auf Fleisch oder auf Milchprodukte verzichten, Gemüsesäfte trinken und sich viel Bewegung verschaffen. Migräne kann auch durch Reizüberflutung ausgelöst werden oder durch eine flackernde Kerze, zu ausgiebiges Fernsehen oder Arbeiten am Computer, durch ein Blitzlicht, Lichtorgeln in Discotheken, irritierende Zickzack- oder Tupfenmuster oder auch durch grelles Sonnenlicht, das von einer weißen Wand reflektiert wird. Ich erinnere mich, daß ich mitten in den schrillen Neonreklamen und dem Trubel im Europa-Zentrum am Kurfürstendamm in Berlin eine meiner schlimmsten Migränen bekam.

Bestimmte Winde oder Luftdruckverschiebungen können Kopfschmerzen und Migräneanfälle auslösen. Mein Kopf meldet es mir z. B. in Zürich, sobald der trockene Fallwind (Föhn) von Süden herweht. Das südlich von Bern gelegene Thun ist als Kopfwehstadt berüchtigt, da es vom Hauptstrom des Föhns getroffen wird. In Kapstadt, einer der windigsten Städte der Welt, sagt mir mein Kopf, wenn der stürmische Südostwind heranzieht.

Die Selbstbehandlung mit Shiatsu bei den ersten Warnzeichen hilft, den Schmerz zu unterbrechen, andernfalls beginnt die plötzliche Verspannung am Nacken nach oben zu kriechen. Falls ich bei meinem Schmerz nicht frühzeitig genug reagiert habe, hilft es mir, wenn ich eine Tasse starken schwarzen Tee trinke oder meinen Kopf unter heißes Wasser halte. Von meinen migränekranken Freundinnen schwört Uta Brandl in Berlin auf frisch gepreßten Orangensaft und kalte Duschen; Willy Naido in Kapstadt schwört auf Tee aus frischer Pfefferminze mit Honig oder den heimischen, Vitamin-C- und mineralstoffreichen Rooibos-Tee (in Deutschland als Masai-Tee im Handel). Zuhdi Tarazi, der einer alten palästinensischen Familie in Jerusalem entstammt, hat mir erzählt, daß seine Mutter und seine Großmutter, um Kopfschmerzen zu lindern, Nägel gegen Punkte auf der Stirn zu halten pflegten.

Als Isabela Sardas, eine junge brasilianische Psychologin, für ihre Doktorarbeit in Texas und in Mexiko Kopfschmerzmuster untersuchte, lernte sie in mexikanischen

Dörfern Frauen kennen, die Orangentee schlürften und Eiswürfel oder Breiumschläge aus Ton auf den Kopf legten, um Schmerzen zu lindern.

In den USA leiden schätzungsweise 45 Millionen Menschen an Migränekopfschmerzen. Wie die Zeitschrift »Life« im Februar 1994 berichtete, gehen der Volkswirtschaft durch Kopfschmerzen alljährlich 157 Millionen Arbeitstage verloren. Die Amerikaner geben im Jahr mehr als 2 Milliarden Dollar für rezeptfreie Schmerzmittel aus, und bedauerlicherweise liegt der Akzent der Schmerzforschung nicht auf der Prävention, sondern auf der Entwicklung raffinierterer, noch teurerer Medikamente. Für die Bundesrepublik Deutschland stellen sich die Verhältnisse ähnlich dar. 1991 wurden in den alten Bundesländern 230 Millionen Einzeldosen, in den neuen Bundesländern 38 Millionen Einzeldosen nicht-opioide schmerzlindernde Einzelwirkstoffe verordnet; die entsprechenden Zahlen für Kombinationspräparate lauten 25 bzw. 56 Millionen Einzeldosen.

Kopfschmerzen können Sie am besten verhindern, indem Sie auf auslösende Faktoren achten und diese meiden. Vor einigen Jahren arbeitete ich mit einem Schriftsteller, der jeden Tag Kopfschmerzen hatte. Sein Arzt hatte ihm erklärt, daß er nicht ernstlich krank sei, und empfohlen, eine alternative Methode zur Linderung zu versuchen, um von den Schmerzmitteln wegzukommen.

Ich brachte ihm sämtliche Techniken aus dem Kopfschmerzbehandlungsrepertoire bei, doch nichts davon schien zu helfen. Ich brachte all meine Erfahrungen als Schriftstellerin ein, die den Streß durch Schreibtisch- und Computerarbeit zur Genüge kennt, und schlug ihm Übungen vor, die er vor bzw. nach dem Arbeiten machen sollte. Es half nicht. Dann empfahl ich ihm

ein Kopfschmerztagebuch, in dem er die Tageszeit und jedes sich wiederholende Muster im Zusammenhang mit Essen und Trinken notierte. Wenige Wochen danach rief er mich an und eröffnete mir, er habe die Ursache seines Problems entdeckt: Schokolade.

Von nun an verzichtete er auf seinen täglichen Schokoladenriegel, und seine Kopfschmerzen verschwanden.

Später erzählte ich diese Fallgeschichte bei einem meiner Kurse in der Schweiz, dem Paradies von Lindt, Sprüngli, Suchard und Tobler. Eisiges Schweigen. Dann aber war, aus dem Hintergrund, eine skeptische Stimme zu vernehmen: »Ja aber, der hat ganz gewiß amerikanische Schokolade gegessen.«

Bei Kopfschmerzen wirkt Shiatsu am besten als vorbeugende Maßnahme. Die tägliche Selbstbehandlung, verbunden mit (sehr behutsamen) Roll- und Dehnungsübungen, speziell seitlichen Dehnungen, hilft Nacken und Schultern entspannen und läßt die Energie fließen. Machen Sie sich bewußt, was mit Ihrem Körper geschieht, wenn Sie wütend sind. Achten Sie auf richtige Körperhaltung. Spannungskopfschmerzen entstehen oft aus einer »Schildkröten-Haltung«, also vor- und hochgezogene Schultern und zusammengestauchter Nacken, alles nur zu typische Probleme von Leuten, die am Schreibtisch oder am Zeichenbrett arbeiten.

Versuchen Sie die Übungen, sobald Sie spüren, daß Kopfschmerzen heraufziehen (Migräne, Neuralgie oder anderer Kopfschmerz). Drücken Sie die Punkte, und zählen Sie dabei bis fünf, lassen Sie langsam los, drücken Sie erneut, lassen Sie los. Wiederholen Sie das mehrere Male. Stoßen Sie nicht, drücken Sie nicht zu heftig. Je langsamer Sie drücken, um so tiefer können Sie ins Gewebe eindringen. Bei einseitigem Schmerz behandeln Sie stets zuerst die Gegenseite.

Übungen gegen Kopfschmerzen

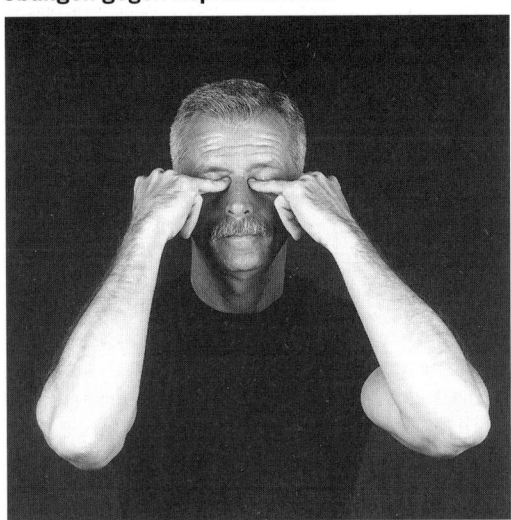

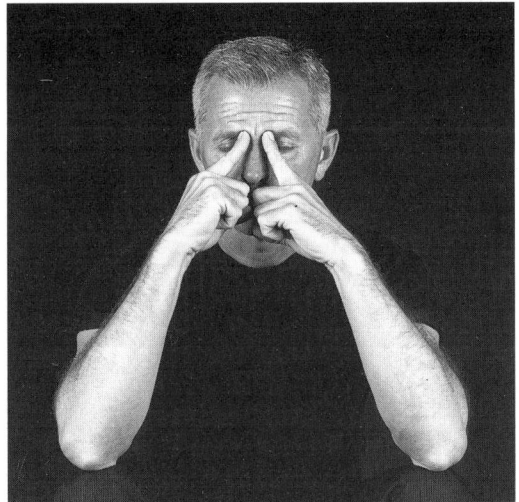

1. Legen Sie die Kuppen der kleinen Finger an die beiden inneren Augenwinkel und drücken Sie die Nasenwurzel zusammen. ▲
2. Fassen Sie die Augenbrauen an der Nasenwurzel mit Zeigefinger und Daumen und drücken Sie zusammen. Arbeiten Sie auf die gleiche Weise die Augenbrauen entlang nach außen.

3. Drücken Sie mit den Kuppen der Zeigefinger (oder Daumen) auf die Punkte unterhalb der Augenbrauen neben der Nasenwurzel. Sie können den Kopf auch ein wenig auf den Fingerkuppen ruhen lassen. ▲
4. Zeichnen Sie sanfte Kreise über Ihren Schläfen (ohne Druck anzuwenden).

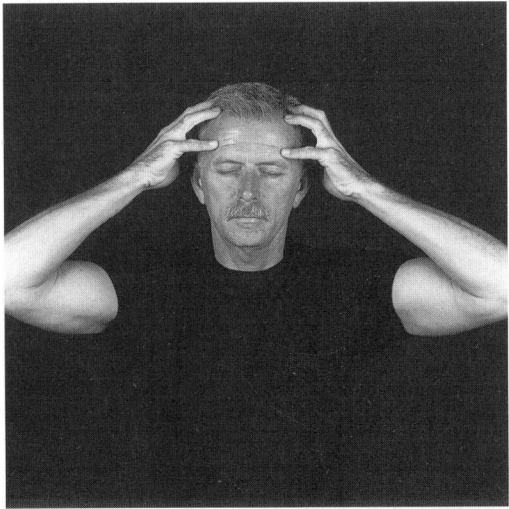

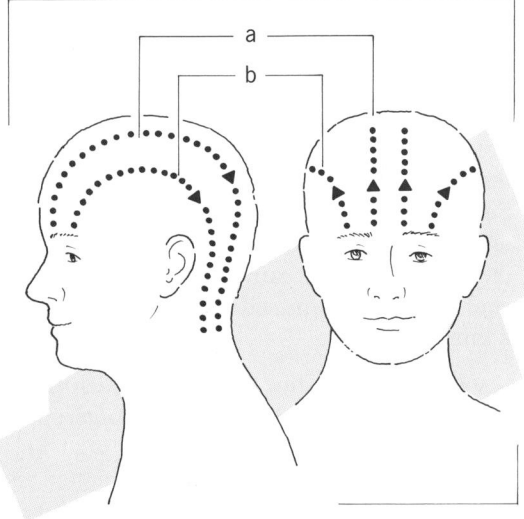

5. Legen Sie die gespreizten Finger an den Kopf ▲ und arbeiten Sie in parallelen (► a) und diagonalen (► b) Linien über den Scheitel und zum Nacken hinunter.

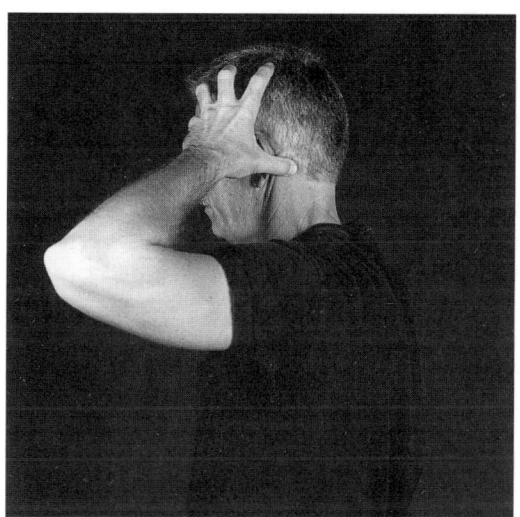

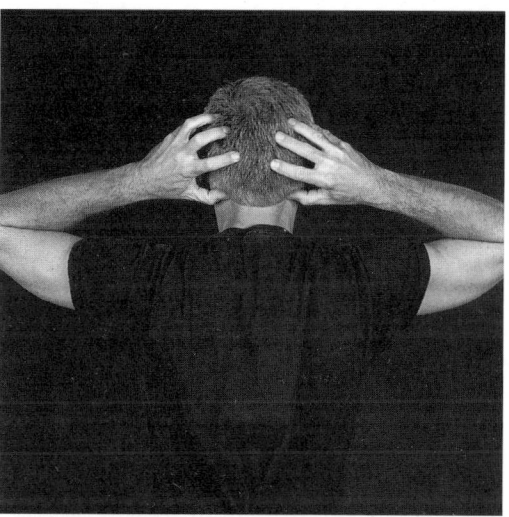

6. Setzen Sie die Daumen unter die Kante des Hinterhauptbeins direkt hinter den Ohren am Haaransatz. ▲ Drücken Sie alle Punkte entlang der Hinterhauptskante. Neigen Sie dabei den Kopf vor und zurück. ►
7. Pressen Sie die Nackenmuskeln mit der Hand zusammen (abwechslungsweise).

8. Drehen Sie ein Gästetuch ganz fest zusammen, als wollten Sie Wasser herauswringen, drücken Sie es unter die Kante des Hinterhauptbeins und rollen Sie Ihren zurückgelegten Kopf darüber.

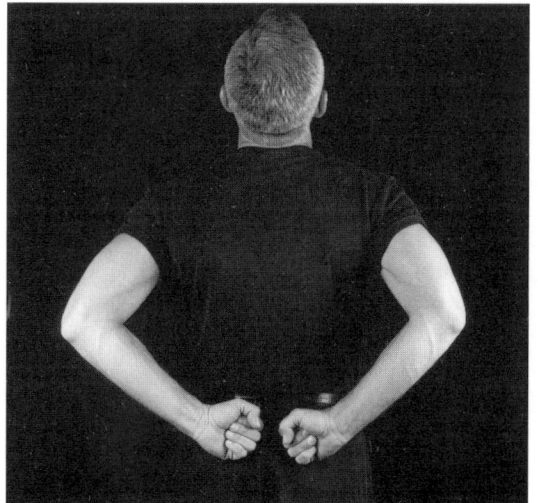

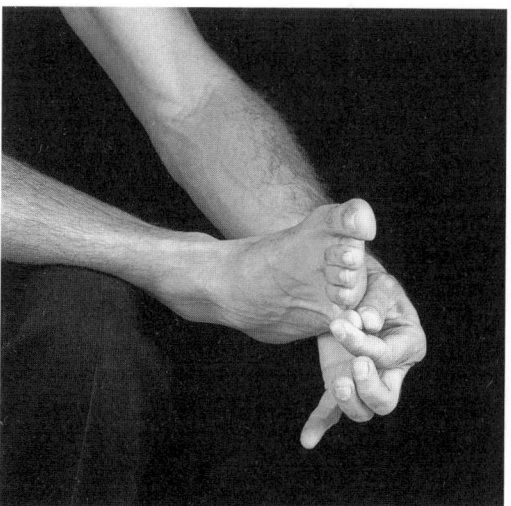

9. Drücken Sie die Knöchel der geballten Fäuste nebeneinander gegen das Kreuzbein, und neigen Sie dabei den Oberkörper nach hinten. ▲
Oder legen Sie sich auf den Boden, und schieben einen Tennisball unters Kreuz.

10. Drücken Sie erst den großen, dann den kleinen Zeh zwischen Daumen und Zeigefinger zusammen und ziehen Sie sachte. ▲
Sollte der Kopfschmerz bereits heftig wüten, versuchen Sie nur die Übungen 8, 9, 10.

Atembeschwerden durch Erkältungen und Allergien

Die Zahl der Menschen, die über Schleimhautschwellungen und Allergien klagen, nimmt (diesseits wie jenseits des Atlantik) zu. Zu den Hauptursachen sind die Schädigung der Ozonschicht und die Zunahme der Umweltgifte zu rechnen. Aber auch Wetterbedingungen, Pollen und Schimmelpilze, Infektionen oder Entzündungen können die Nase verstopfen, einen »dicken Kopf« machen, unsere Augen tränen lassen und uns das Leben erschweren. In den USA wurde der neue Begriff »Sick Building Syndrome« formuliert; er beschreibt Allergien im Zusammenhang mit schädlichen Substanzen (alles mögliche vom Taubendreck bis zu Schimmelpilzen), die über Heizungs- und Klimaanlagen in Innenräume gelangen.

Wie beim Kopfschmerz ist es sinnvoll, Tageszeiten und Jahreszeiten oder Ernährungsfaktoren zu notieren, die zu den Attacken beitragen, damit wir Anhaltspunkte bekommen und Zusammenhänge und Verlaufsmuster erkennen können. Die New Yorker Ärztin und Chiropraktikerin Dr. Linda Li (jetzt in Colorado) arbeitet mit Muskeltests (Kinesiologie), um Allergien auf die Spur zu kommen – oft mit bemerkenswertem Erfolg. Eine ihrer Patientinnen kam regelmäßig montags mit fürchterlichen Allergien in die Praxis. Dr. Li erkundigte sich, womit sich die Frau am Sonntag beschäftigt habe. »Nichts Besonderes«, meinte die Frau achselzuckend, »ich hab vor allem die Wohnung geputzt.« Darauf testete die Ärztin die Reaktion der Patientin auf verschiedene Putzmittel und fand eine Allergie gegen Ammoniak.

Es kann passieren, daß Sie plötzlich allergische Reaktionen zeigen, nachdem Sie in eine neue Umgebung, eine andere Stadt, umgezogen sind. Dann lohnt es sich herauszufinden, welchen giftigen Abgasen aus örtlichen Industriebetrieben oder einer Giftmülldeponie Sie womöglich ausgesetzt sind. Sie könnten aber auch auf die synthetischen Fasern Ihres neu verlegten Teppichbodens oder der neuen Vorhänge allergisch reagieren. Falls Sie einen alten Kühlschrank benutzen, vergewissern Sie sich, daß keine giftigen Stoffe ausströmen. Lassen Sie Fensterlüftungen und Ventilatoren auf Schimmelpilze untersuchen. Erkundigen Sie sich vor Ort über Pollenflugkalender und andere mögliche Allergene in der Luft. Passivrauchen daheim und am Arbeitsplatz kann Allergien, Asthma und andere Atembeschwerden bei Ihnen und vor allem bei Ihren Kindern verursachen. Einem Bericht des amerikanischen Ärzteverbandes zufolge (publiziert im Verbandsorgan JAMA, am 8. Juni 1994) haben Passivraucherinnen ein 30 bis 50 Prozent höheres Risiko, an Lungenkrebs zu erkranken. Die Environmental Protection Agency, die amerikanische Umweltbehörde, macht das Passivrauchen für jährlich 3000 Todesfälle durch Lungenkrebs und 53 000 durch Herzkrankheiten bei Nichtrauchern verantwortlich (»New York Times« vom 17. Juni 1994).

Leider teilt Deutschland nicht den Eifer der Amerikaner und der Briten, das Bewußtsein für die Gefahren des Rauchens zu schärfen; auch besteht wenig Interesse, das Rauchen an öffentlichen Plätzen zu untersagen, wie dies zunehmend in den USA der Fall ist. Das exzessive Rauchen, vor allem der jungen Deutschen, macht die verräucherten, schlecht belüfteten Cafés und Gaststätten zu einem Alptraum für Nichtraucher und jeden Menschen mit Atembeschwerden. Veraltete Fabrikanlagen, Emissionen aus den »Trabis« und unkontrollierte Entsorgung von Giftmüll hatten in der ehemaligen DDR in erschreckender Weise die Atemluft verpestet, aber das hat sich seit der Wende 1989 deutlich gebessert. Ich erinnere mich, daß ich 1990 mit einem Taschentuch über Mund und Nase, die Augen triefend von dem schwefelhaltigen Dunstschleier, von Berlin nach Dresden fuhr. Der Gedanke an die Langzeitwirkungen dieser Luftverschmutzung auf die Lungen Neugeborener und auf die Nahrungskette stimmte mich traurig. Mexico City, Los Angeles und Tokyo sind ebenso stark belastete Städte.

Als wir für dieses Buch die Jogger fotografierten, erzählte mir unser Model Patty Horii, eine in San Francisco lebende Japanerin, deren Familie in der vierten Generation in Amerika zu Hause ist, von der Yai-to-Methode, mit der ihr Großvater jahrelang ihren Bruder während seiner Asthmaanfälle behandelte. Zu diesem Zweck nahm er ein Stück Schnur und maß den Umfang der rechten Fußsohle des Jungen (bei Mädchen wird der linke Fuß gemessen). Dann knüpfte er an den Punkten, wo die Schnurenden zusammentrafen, einen Knoten in die Schnur, legte sie dem Jungen um den Hals, direkt unter den Adamsapfel, zog den Knoten an der rechten Seite der Wirbelsäule (bei Mädchen links) nach unten und verbrannte auf dem Endpunkt drei- bis viermal einen Moxakegel aus Beifußblättern. Dies geschah drei bis vier Tage hintereinander. Um Moxa anzuwenden, muß man eigens ausgebildet sein – versuchen Sie's also bitte nicht –, aber Sie können die gleiche Wirkung erzielen, indem' Sie ein Räucherstäbchen anzünden und dicht über diesen Punkt halten. Berühren Sie aber nicht die Haut. Wird der Punkt zu heiß, ziehen Sie das Stäbchen etwas weg.

Das plötzliche und scheinbar unerklärliche Auftreten von Allergien kann auch auf eine allmähliche Schwächung des Immunsystems hindeuten und sollte deswegen unverzüglich von einem Arzt überprüft wer-

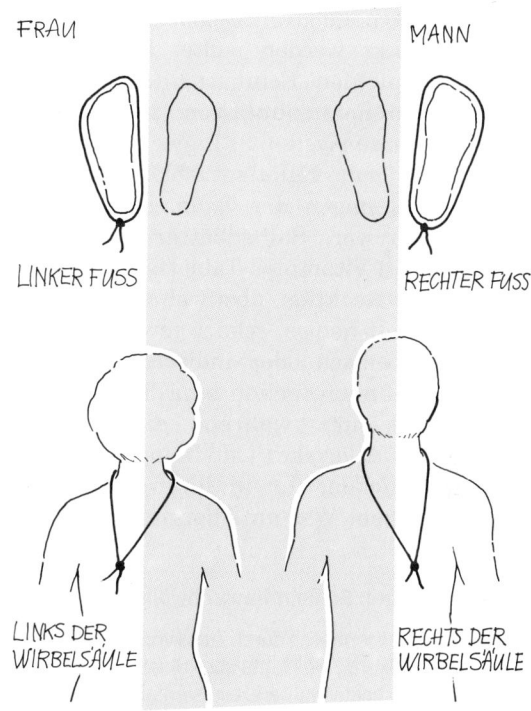

FRAU   MANN

LINKER FUSS   RECHTER FUSS

LINKS DER WIRBELSÄULE   RECHTS DER WIRBELSÄULE

den. Ich erinnere mich, daß ich etwa ein Jahr vor meiner Krebsdiagnose in New York urplötzlich auf Katzenhaare, Staub und Glutamat (MSG oder Mononatriumglutamat wird in den meisten Chinarestaurants verwendet) allergisch reagierte. Bei den Laboruntersuchungen vor meiner Operation zeigte sich, daß mein Körper hohe Bleikonzentrationen enthielt, was nicht weiter überrascht, wenn man bedenkt, daß ich etliche Jahre mitten in New York und in London gelebt hatte.

Manche, aber nicht alle Umweltfaktoren können wir gezielt ausschalten. Fachleute empfehlen, Mineralwasser statt Leitungswasser zu trinken, sich betont vegetabil zu ernähren, reichlich Vitamin-B-Komplex, Vitamin C, Knoblauch zuzuführen, während der Verzehr von Milchprodukten, Weizen, Mais und anderen die Schleimbildung fördernden Nahrungsmitteln stark eingeschränkt werden sollte. Indianische Heiler empfehlen Echinacea (Kraut und Wurzel von Sonnenhutarten; zum Anstoßen des Immunsystems), Ingwerwurzeltee, Inhalieren von Eukalyptusblätteraufgüssen oder Reinigen der Zimmerluft durch Verbrennen von Salbeiblättern. Manche Leute kauen Vitamin-C-Tabletten, um eine allergische Reaktion abzuwehren, andere schwören auf heißes, scharf gewürztes Essen (mexikanisch oder indisch) zum Abschwellen, andere gehen zum Training in ein Fitneßcenter, während die weniger glücklichen Allergiker jede Menge Medikamente schlucken, nur um ihren Arbeitstag zu überstehen. Wer an Allergien und/oder verstopften Nebenhöhlen leidet, weiß, wie sehr Streß und Müdigkeit die Widerstandskraft schwächen können.

Wie ausgeprägt Ihre Beschwerden auch sein mögen, ein paar gezielte Übungen können Ihnen eine gewisse Linderung verschaffen. Ich betone nochmals, die Wirkung wird am besten sein, wenn Sie die Übungen präventiv oder bei den allerersten Symptomen machen.

Versuchen Sie auch die Übungsfolge gegen Kopfschmerzen. Und wie bei der Kopfschmerzübungsfolge: Bitte keine Hast! Drücken Sie langsam und sanft und lassen Sie ebenso wieder los.

Übungen gegen Schleimhautschwellungen

Die erste Übung lernte ich durch Zufall von Linda Clarke, einer Asthmatikerin, die nichts über Shiatsu wußte. Sie machte das instinktiv während eines Anfalls, um besser ausatmen zu können, ohne zu wissen, daß sie ihren Lungenmeridian aktivierte, über den auch eine gestörte Energiezirkulation *(Ki)* beeinflußt werden kann.

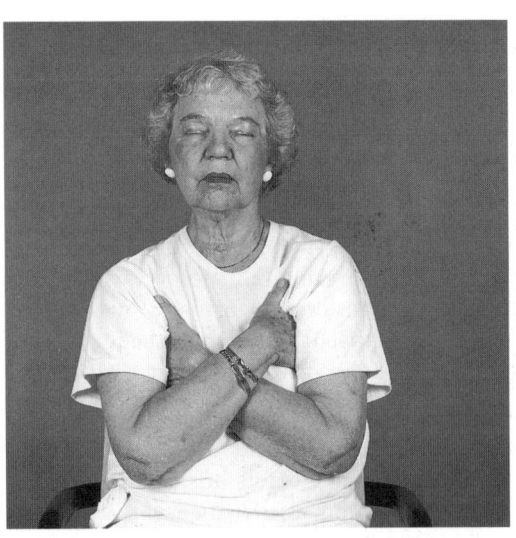

1. Schieben Sie die Hände in die Achselhöhlen, und drücken Sie die Arme fest dagegen. Strecken Sie den Daumen, und drücken Sie kräftig zu. ▲
Drücken Sie die Punkte in dem Grübchen zwischen Schulter und Schlüsselbein.

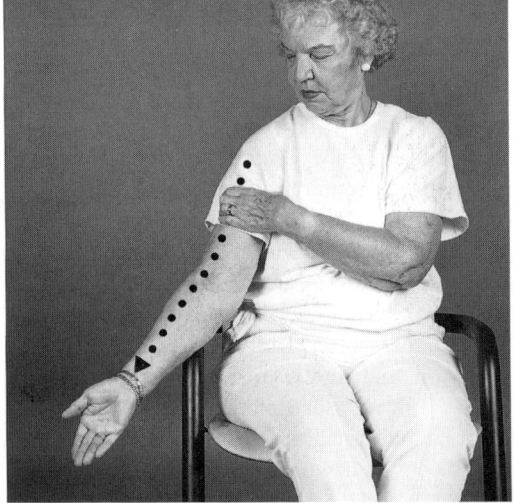

2. Strecken Sie den Arm mit der Handfläche nach oben vor, und drücken Sie von dem Grübchen zwischen Schulter und Schlüsselbein in einer Linie abwärts bis zum Daumen. ▲

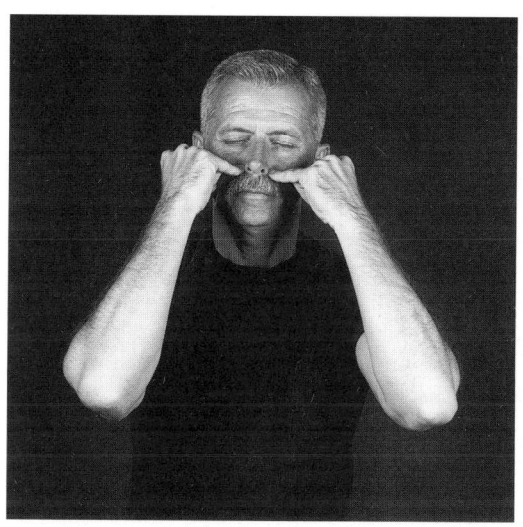

3. Drücken Sie die Punkte beidseits der Nasenlöcher so, daß der Druck nach hinten geht. ▲

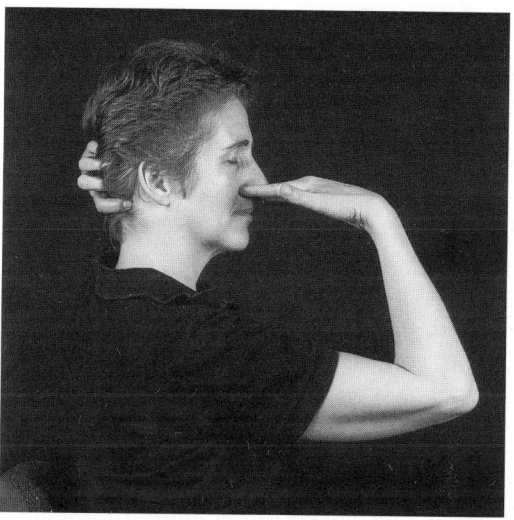

4. Drücken Sie gleichzeitig die Punkte beidseits der Nasenlöcher und die Punkte direkt unterhalb des ersten Halswirbels. ▲

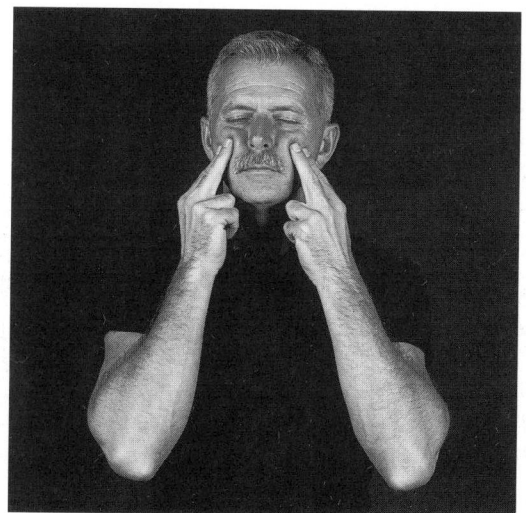

5. Drücken Sie mit zwei Fingern unter ihre Wangenknochen. ▲

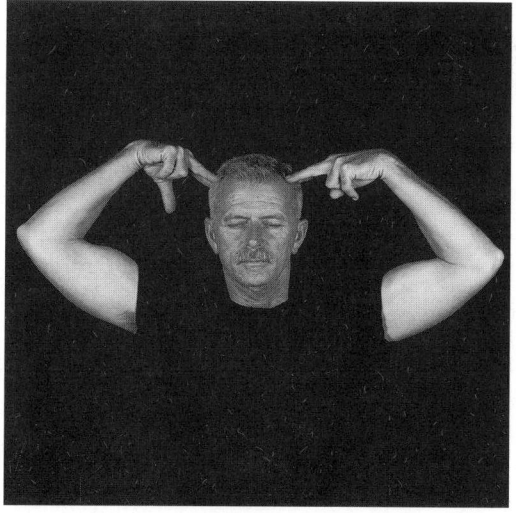

6. Bilden Sie ein V mit Mittel- und Zeigefingern und drücken Sie damit gegen die Seiten des Kopfes, um den Nebenhöhlenschmerz zu lindern. Drücken Sie verschiedene Punkte, um herauszufinden, über welche Sie Ihre Schmerzen am ehesten lindern können. ▲

Verdauungsbeschwerden

In Hamburg zählte einmal eine Kursteilnehmerin die »drei weißen Laster« der westlichen Zivilisation auf, die zu Stuhlverstopfung führen: weiße Toiletten mit hohem Sitz, Weißzucker und Weißmehl. Wer je durch den Orient gereist ist, weiß, wie es ist, wenn man über einem kleinen Loch hockt. Es mag primitiv sein, aber die Hocke ist die einfachste Möglichkeit, die Mutter Natur vorgesehen hat, um die Darmbewegungen zu stimulieren. Falls Sie unter Verstopfung leiden und sich nicht hinhocken können, läßt sich die Funktion der Bauchpresse beim Sitzen auf der Toilette verbessern, indem Sie die Füße auf ein Fußbänkchen stellen.

Sie sollten täglich Treppen steigen. Wenn Sie in einer hügeligen Stadt leben (wie Zürich, Kapstadt, San Francisco), nutzen Sie das, und gehen Sie möglichst viel zu Fuß bergauf.

Ein beachtlicher Teil der Kursteilnehmerinnen, die an Verstopfung leiden, führen ihr Problem auf strenge Erziehung und Drill bei der Reinlichkeitserziehung zurück. Eine New Yorkerin gestand mir, sie habe als Kind eine derartige Hemmung entwickelt, daß sie jetzt, mit 55 Jahren, noch stapelweise Zeitschriften in der Toilette liegen habe, um sich bei dem langwierigen Geschäft die Zeit zu vertreiben. Ihre eigenen vier Kinder hat sie so erzogen, daß es keine festen Regeln über die Zeit, »aufs Töpfchen zu gehen«, gab, und keines von ihnen leidet jemals an Verstopfung.

Fachleute wiederum empfehlen reichlichen Genuß von Mineralwasser, frischem Obst und Gemüse sowie Vollkornprodukten, um den Verdauungsapparat zu reinigen und zu aktivieren. Fleisch, vor allem rotes Fleisch, kann unangenehm lange im Darm verweilen. Eine Frau mit chronischer Darmträgheit schwört darauf, daß ihr morgendliches Glas im Mixer zerkleinerter Obststücke viel nachhaltiger wirke als frisch gepreßter Fruchtsaft. Von Zürich über Bombay bis Kapstadt hörte ich Betroffene Fencheltee als wundersames Heilmittel rühmen. In vielen indischen Restaurants werden den Gästen Schälchen mit Fenchelsamen angeboten, die man nach dem Essen kaut, um die Verdauung zu fördern. Vegetarier leiden übrigens selten unter Verstopfung.

Reisen, eine plötzliche Umstellung der Ernährung oder ein überfüllter Terminkalender können einen sonst regelmäßigen Stuhlgang aus dem Takt bringen. Gleichgültig, ob Verstopfung ein chronisches Problem ist oder Ihnen nur gelegentlich zu schaffen macht, versuchen Sie im Fall des Falles die folgenden Übungen.

Übungen gegen Verstopfung

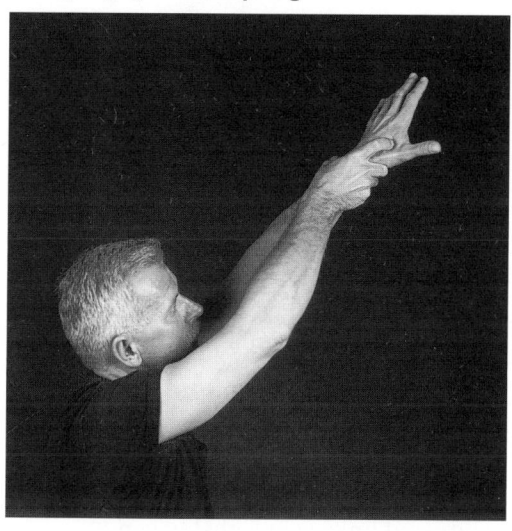

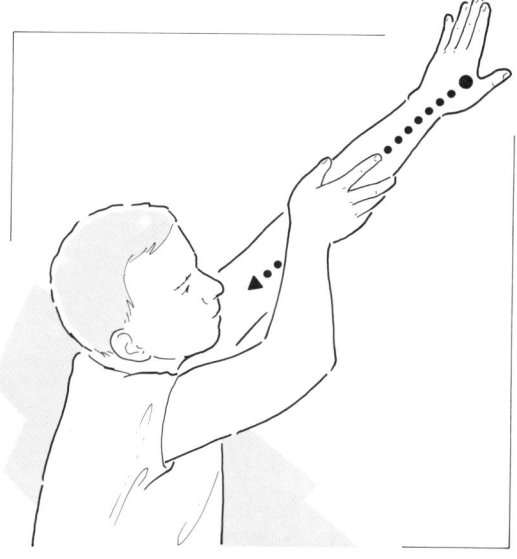

1. Heben Sie den Arm und drücken Sie den Punkt an der Spitze des Dreiecks zwischen dem Daumen und dem Zeigefinger. Dies ist eines der wirksamsten Mittel gegen Verstopfung. Machen Sie sich gründlich damit vertraut. Drücken Sie den Punkt, so oft es geht. ▲

2. Drücken Sie von hier ausgehend auf einer gedachten Linie Punkte an der vorderen Kante des Arms bis hinauf zur Schulter. ▲

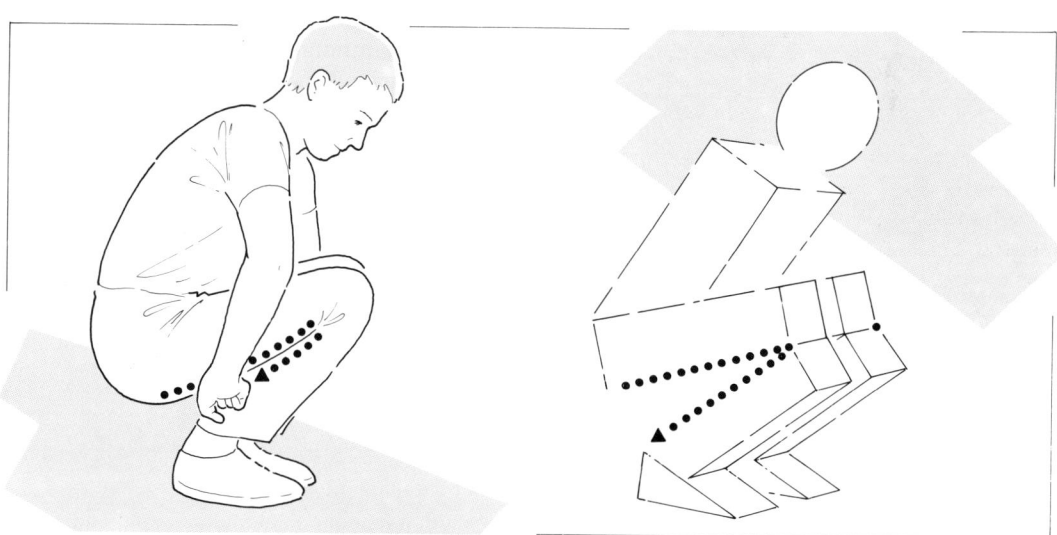

3. Setzen Sie sich in die Hocke. Stellen Sie sich vor, daß Ihre Beine viereckig sind. Drücken Sie die Knöchel der geballten Fäuste gegen die Außenkante der Ober-

schenkel und arbeiten Sie vom oberen Ende des Beins abwärts bis nach unten zu den Knöcheln. ▲

4. Drücken Sie die Knöchel der geballten Fäuste gegen das Kreuzbein (vgl. Abb. 9, S. 29).
5. Wenden Sie die Shiatsu-Selbstbehandlung am Dickdarm an. Bearbeiten Sie ihn mit sanft kreisenden Fingerspitzen, über der rechten Leiste beginnend den aufsteigenden Teil, den querverlaufenden Teil oberhalb des Nabels nach links und den absteigenden Teil von oben nach unten zur linken Leiste hin. ▼

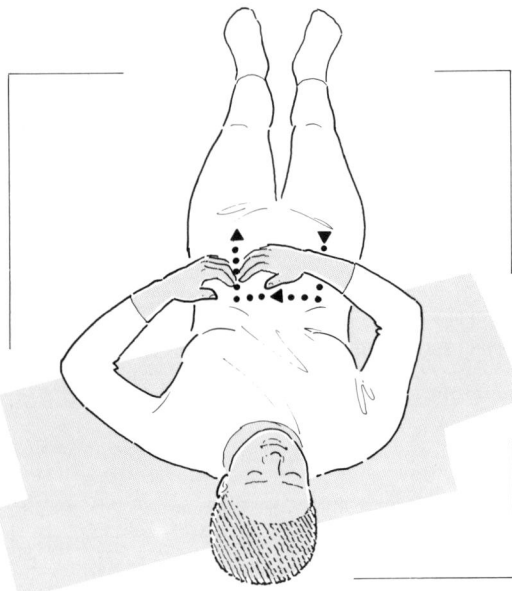

Magenbeschwerden

Achten Sie darauf, daß Sie nicht zu schnell, nicht im Gehen, beim Autofahren oder beim Telefonieren essen – eine typische Unsitte von Großstädtern. Kauen Sie gründlich. Zerkauen Sie nach dem Essen Fenchelsamen, oder schlürfen Sie Pfefferminztee oder Kamillentee. Falls Sie an Blähungen leiden, essen Sie zum Nachtisch Orangen. Bei allen Formen von Verdauungsbeschwerden oder bei Blähungen oder Völlegefühl lohnt sich ein Versuch mit den Übungen gegen Verstopfung. Versuchen Sie auch, Ihr Brustbein leicht zu beklopfen. Und drücken Sie die Punkte, die knapp zwei Fingerbreit rechts und links vom Nabel liegen.

Wenn ich von Lernwilligen aus Gesundheitsberufen, die an meinen Workshops teilnehmen, gefragt werde, wie sie Patienten mit Verdauungsproblemen helfen könnten, rate ich, sie mögen mit der betreffenden Person gemeinsam eine Mahlzeit einnehmen und ihr Verhalten beim Essen beobachten. Und sich erkundigen, ob sie in einer Familie aufgewachsen sind, in der während der Mahlzeiten gestritten oder um das Essen rivalisiert wurde. Wenn in der Familie bei den gemeinsamen Mahlzeiten Mißstimmung herrschte, leiden die Beteiligten später als Erwachsene oft an chronischen Verdauungsproblemen.

Rückenschmerzen

Ich glaube, irgendwann in seinem Leben hat jeder Mensch einmal an Rückenschmerzen gelitten und verschiedene Mittel versucht, um sie loszuwerden – von Schmerzpillen, Eispackungen und Wärmeanwendungen bis zum chirurgischen Eingriff, vom preiswerten Tigerbalsam bis zum aufwendigen Vibrationsmassagesessel. Nicht nur in den Nachschlagewerken über Naturheilverfahren sind Rückenschmerzen als Hauptursache von Invalidität bei Personen unter 45 Jahren ausgewiesen. Schreibtischarbeit, vor allem die Arbeit an einem Bildschirmgerät, kann Rückenschmerzen verschlimmern. Noch schlimmer ist das Herumhängen im Sessel oder auf dem Sofa (z. B. vor der Glotze). Ende der 60er Jahre, ich arbeitete damals als Wirtschaftsjournalistin bei der »Times«, zog ich mir einen Bandscheibenriß zu. Der Chiropraktiker, der mich behandelte, empfahl mir Schwimmen als eine der besten Methoden, um Rückenbeschwerden zu bekämpfen. Diesen Rat habe ich seither konsequent befolgt und keinen Ärger mehr mit meinen Bandscheiben gehabt. Das Florida Back Institute in Boca Raton hat entdeckt, daß Kranke, die nach einer Operation an der Lendenwirbelsäule unter chronischen Schmerzen leiden, einige Stunden bis Tage Linderung verspüren, nachdem sie mit Delphinen umhergeschwommen sind (»Fort Lauderdale Sun-Sentinel«, 30. Juni 1994). Die Direktorin der Delphin-Forschungsgruppe, Beth Smart, führt bei ihren Patientinnen und Patienten derzeit vor und nach dem Schwimmen Blutuntersuchungen durch, um etwaige biochemische Veränderungen im Blut – speziell erhöhte Endorphinspiegel – nachzuweisen. Man darf auf die Ergebnisse gespannt sein.

Auch wenn Sie keine Gelegenheit haben, mit Delphinen zu schwimmen, wird Ihnen die Bewegung guttun. Schwimmen trainiert den ganzen Körper und ist eine wunderbare Methode, Verspannungen im Rükken zu lösen, besonders wenn man stundenlang mit der Bahn oder dem Auto unterwegs war. Auch die Embryostellung beim Hatha-Yoga (bei der Sie auf dem Boden kauern) ist sehr gut geeignet, Rückenbeschwerden zu lindern.

Meine Mutter stammt aus Cornwall, und dort entdeckte ich fasziniert eine heilige Stätte für Rückenschmerzgeplagte: eine uralte Steinsetzung namens Men-an-Tol, in Penwith an der Strecke nach Land's End im südwestlichsten Zipfel Cornwalls liegt. Men-an-Tol ist typisch für diesen Landstrich voller Mythen, Legenden und keltischer Kultstätten, es liegt weitab vom nächsten Weiler und ist nur querfeldein zu Fuß zu erreichen.

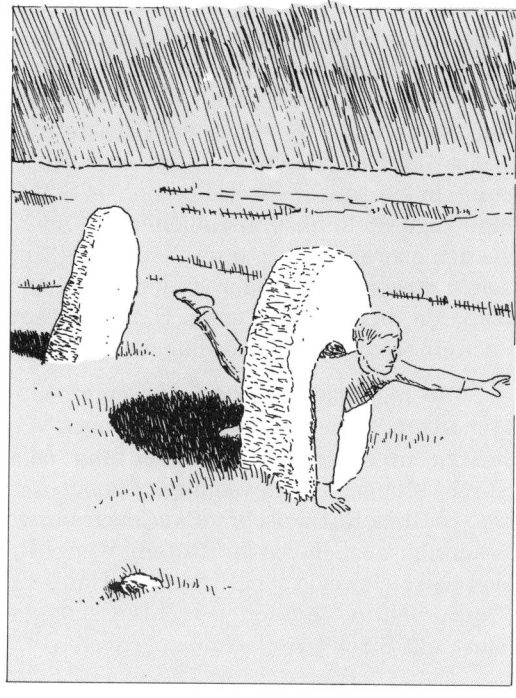

Im Idiom von Cornwall bedeutet Men-an-Tol »Stein mit einem Loch«, und so sieht der Stein auch aus wie ein riesiger Schmalzkringel, neben dem zwei phallusförmige Steine stehen. Die Legende besagt, daß man von seinen Rückenschmerzen geheilt wird, wenn man neunmal durch das Loch kriecht. Tatsächlich macht die Legende auch Sinn. Beim Kriechen durch das enge Loch müssen abwechselnd die Arme und Beine gestreckt werden, was sicher ein sehr probates Mittel gegen Kreuzschmerzen ist.

Sie können sich Ihren ganz privaten Men-an-Tol installieren, indem Sie in Ihrem Garten einen ausgedienten Autoreifen aufhängen, gerade so, daß Ihr Nachwuchs ihn nicht als Schaukel benutzen kann, Sie aber ein paarmal am Tag hindurchkrabbeln können. Falls dies nicht möglich ist, lassen Sie sich so oft wie möglich auf alle Viere sinken und strecken Sie abwechselnd die Arme und Beine. Eine Kursteilnehmerin in Dresden erzählte mir von einem Landwirt nahe der tschechischen Grenze, der seine Rückenschmerzen linderte, indem er seinen Oberkörper in langsamen, anmutigen Bewegungen nach rechts und nach links schwingen ließ, so ähnlich, als würde er Gras mit der Sense mähen. Andere finden Erleichterung, indem sie die Fisch-Position (s. S. 92), eine Yoga-Stellung, einnehmen (oder indem sie den oberen Rücken durch ein festes Kissen unterpolstern) oder indem sie zum Schlafen die Knie auf einen Stapel Kissen oder ein festes Polster hochlagern.

Die häufigsten Rückenschmerzen entstehen durch falsches Heben, zu langes Verharren in der gleichen Sitzhaltung oder durch Mangel an Bewegung. Beobachten Sie, ob Ihre Rückenschmerzen nach einem erkennbaren Schema auftreten. Wenn Ihnen beispielsweise der Rücken am Ende des Tages wehtut, müssen Sie Ihren Arbeitsplatz auf Streßverursacher überprüfen: Ist

vielleicht der Schreibtisch zu hoch oder der Stuhl zu niedrig, oder kommen Sie schlecht an Geräte heran, an denen Sie arbeiten müssen, oder gibt es Gegenstände, die Sie nicht bequem handhaben können? Falls Sie an einem Bildschirmgerät arbeiten, lesen Sie die Seiten 59–63. Achten Sie auf bequemes Schuhwerk, besonders, wenn Sie zu Fuß zur Arbeit und wieder nach Hause gehen. Hochhackige oder zu enge oder zu leichte Schuhe können zu Rückenschmerzen führen. Eigentlich sagt uns das schon der gesunde Menschenverstand, aber das Offensichtliche, Bekannte nehmen wir selten wahr – bis Probleme auftreten.

Rückenschmerzen können aber auch durch emotionalen Streß, schlechte Verdauung oder Menstruationsstörungen bedingt sein. Plötzliche oder akute Rückenschmerzen können auf eine ganze Reihe weniger offensichtlicher, aber ernster Erkrankungen (u. a. der Lunge, der Nieren oder anderer innerer Organe) hinweisen, die einer fachlich qualifizierten Diagnose und Therapie bedürfen. Denken Sie daher an alle Möglichkeiten.

Wenn Sie gelegentlich unter Rückenschmerzen leiden, sollten Sie sich stärker auf eine Prävention konzentrieren. Machen Sie mehrmals täglich Dehnungsübungen. Sorgen Sie dafür, daß Ihr Kreuz abgestützt wird, falls Sie am Schreibtisch arbeiten. Machen Sie Übungen im Sitzen, indem sie z. B. die Füße heben und senken und mit den Hüften kreisen. Bauen Sie in Ihren Arbeitstag ein paar Übungen ein, oder strecken Sie sich jedesmal ausgiebig, wenn Sie aufstehen, um die Toilette aufzusuchen. Falls Hatha Yoga zu belastend für Sie ist, gehen Sie schwimmen, lernen Sie Tai Chi oder eine Gymnastik, um die Geschmeidigkeit und Kraft Ihrer Muskeln zu verbessern.

Vor etlichen Jahren bat mich ein Ehepaar in London um eine Behandlung mit

Shiatsu, denn beide litten, vor allem morgens, unter Rückenschmerzen. Ich ließ mir im Schlafzimmer ihre Matratzen zeigen. Sie waren weich und durchgelegen. »Kaufen Sie sich gute Matratzen oder Futons«, empfahl ich den beiden. Das taten sie, und schon nach der ersten Nacht auf den neuen Betten bemerkten sie eine deutliche Besserung ihrer Beschwerden.

In den Jahren, seit ich in verschiedenen Ländern mit Shiatsu arbeite, erlebte ich, wie Rückenschmerzen durch verschiedenste therapeutische Maßnahmen gelindert wurden: durch Akupunktur, Reflexzonentherapie, Shiatsu, Chirotherapie in den tiefen Muskelschichten, kombiniert mit Manipulationen, durch Ohrakupunktur mit Manualtherapie, ferner durch Qi Gong, ein Verfahren, bei dem der Therapeut den Körper überhaupt nicht berührt. Den Schlüssel zur Besserung finden wir oft in der Intuition der Therapeutin/des Therapeuten und der Art,wie sie die verborgene Ursache des Problems aufspüren.

Ein Wort, eine Berührung, irgendetwas bringt eine vertraute Saite zum Schwingen und stellt die Harmonie des Rückens wieder her. Ich habe gehört, wie sich eine Wirbelsäule wieder ausrichtete, während die betreffende Person meditierte und dabei vollkommen ruhig dasaß. Wir erklären dies mit einer klaren Verschiebung von Ki, die durch Konzentration und Tiefenatmung gefördert wird. Manchmal widersetzt sich der Rückenschmerz allen Theorien und Methoden, einschließlich kostspieliger chirurgischer Eingriffe und modernster medizinischer Behandlungsverfahren. Im »New England Journal of Medicine« wurde am 14. Juli 1994 über eine am Hoag Memorial Hospital in Newport Beach, Kalifornien, durchgeführte Studie berichtet, die belegte, daß moderne bildgebende Verfahren wie die Magnetresonanztomographie oft zu unnötigen Operationen verleiten können, weil die Ärzte fälschlich unterstellen, daß Anomalien der Wirbelsäule und degenerierte Bandscheiben die geklagten Rückenschmerzen verursachen. Der Radiologe Dr. Michael N. Brant-Zawadzki, der die Studie auswertete, fand bei den rückenschmerzfreien männlichen und weiblichen Kontrollpersonen, daß die meisten von ihnen die verschiedensten Wirbelsäulenanomalien aufwiesen, Bandscheibenvorfälle und -degenerationen eingeschlossen. Rückenspezialisten in anderen Zentren der Medizin sind zu ähnlichen Ergebnissen gelangt. »Die meisten Rückenschmerzen werden nie geklärt«, räumt Dr. Robert Boyd, orthopädischer Chirurg am Allgemeinen Krankenhaus in Boston ein (»New York Times« vom 14. Juli 1994).

Bei unklaren Rückenbeschwerden sollten Sie zusätzliche zwei oder drei fachärztliche Meinungen einholen, und mit einem behutsam dosierten Fitneßprogramm für den Rücken beginnen. Übertreiben oder erzwingen Sie aber nichts. Machen Sie von den folgenden Übungen nur diejenigen, die Ihnen angenehm sind.

Übungen gegen Rückenschmerzen

1. Die folgende einfache Übung versuchen Sie, wenn Sie von Schmerzen gequält werden. Falls Sie den Lotussitz oder den Schneidersitz nicht zuwege bringen, setzen oder legen Sie sich bequem hin. Jetzt stellen Sie sich einatmend bei geschlossenen Augen vor, wie in Ihrer Wirbelsäule ein Lift von Wirbel zu Wirbel aufwärts fährt. Denken Sie sich den Lift wie eines jener gläsernen Gebilde, die an High-tech-Gebäuden auf- und abfahren. Während er langsam aufwärts gleitet, spüren Sie, wie er Schmerz und Spannung löst. Sehen Sie ihn bis in Ihren Scheitel aufsteigen, dann abwärtsfahren und, falls nötig, erneut vom Steißbein aus nach oben gleiten.

Übungen gegen Rückenschmerzen

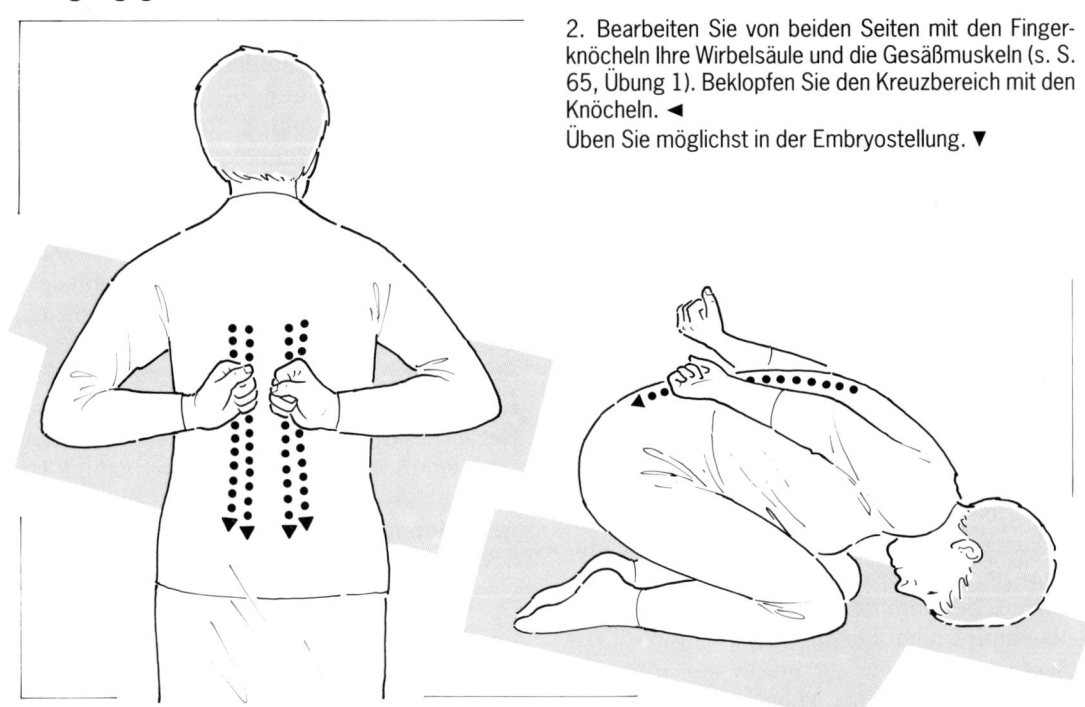

2. Bearbeiten Sie von beiden Seiten mit den Finger-knöcheln Ihre Wirbelsäule und die Gesäßmuskeln (s. S. 65, Übung 1). Beklopfen Sie den Kreuzbereich mit den Knöcheln. ◄
Üben Sie möglichst in der Embryostellung. ▼

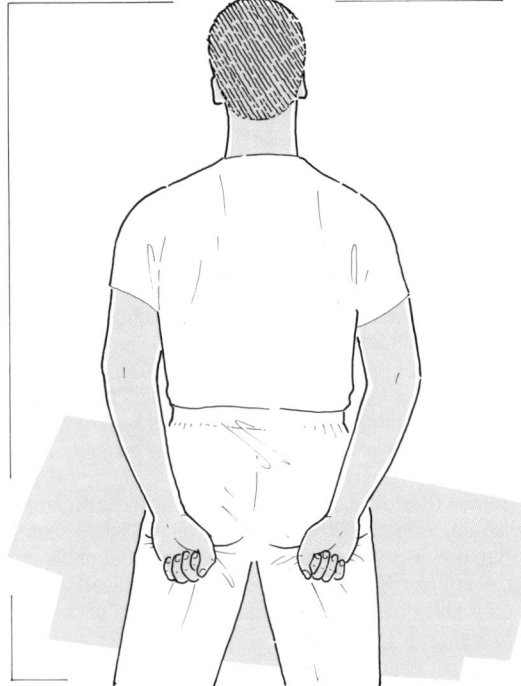

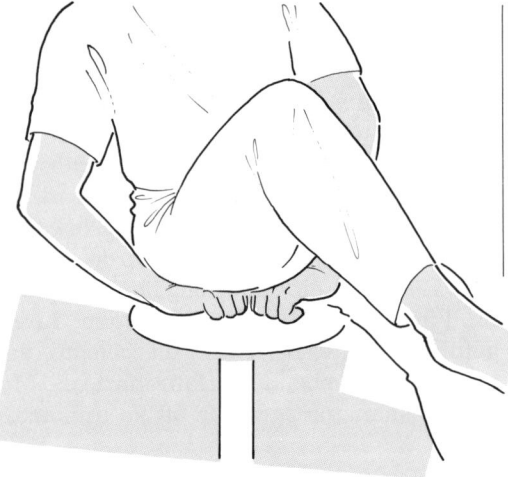

3. Sollten Sie unter Kreuzschmerzen oder Ischias lei-den, setzen Sie sich, falls es geht, auf die Knöchel der Hände. Achten Sie darauf, daß Ihre Knöchel unter die Falte zwischen Gesäß und Oberschenkel zu liegen kommen. ▼

4. Kneifen Sie die Achillessehnen (s. S. 65, Übung 5).

5. Bearbeiten Sie die Innenkanten der Füße mit dem Daumen von der Ferse zum großen Zeh hin. ►

6. Drücken Sie die Nackenmuskulatur fest mit einer Hand zusammen. Machen Sie dasselbe auf beiden Seiten mit der Schultermuskulatur.

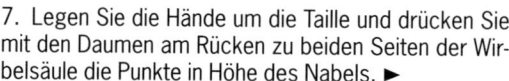

7. Legen Sie die Hände um die Taille und drücken Sie mit den Daumen am Rücken zu beiden Seiten der Wirbelsäule die Punkte in Höhe des Nabels. ►

8. Drücken Sie Ihren Rücken gegen eine Wand. Die Füße sind einen Schritt weit von der Wand entfernt. Gehen Sie, wenn möglich, in die Knie, aber nicht, wenn es Ihnen unangenehm ist. ► (unten)

9. Stellen Sie sich aufrecht hin, und tun Sie, als würden Sie, erst mit der einen, dann mit der anderen Hand weit oben hängende Trauben pflücken.

10. Legen Sie sich flach auf den Rücken. Atmen Sie ein und spannen Sie jeden Muskel an. Dann atmen Sie aus und lassen dabei langsam Gesicht, Schultern, Arme, Hände, Rücken, Gesäß, Beine und Füße ganz locker.

Auch hier sollten Sie mit den leichtesten Übungen oder mit denen, die Ihnen am meisten Spaß machen, beginnen und diese in Ihren Tagesablauf integrieren. Fühlen Sie sich nicht gezwungen, alle Übungen zu machen – das ist nicht nötig. Und halten Sie sich an eine Übungsfolge, die Ihnen angenehm ist.

Schlafstörungen

Falls Schäfchenzählen nichts bringt und Sie es leid sind, heiße Milch mit Honig zu trinken, sich durch Fernsehen, Lesen oder Ausfüllen Ihrer Steuererklärung einzuschläfern, könnten Sie es mal mit einigen der folgenden Übungen versuchen.

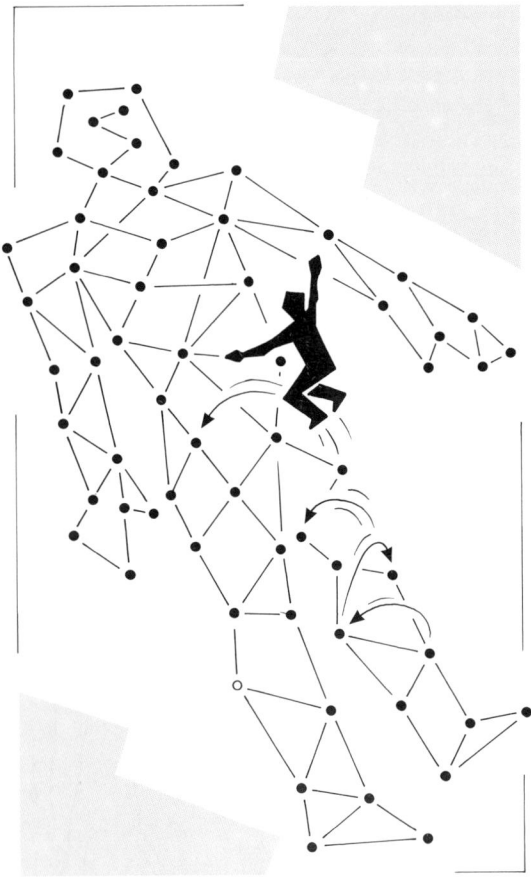

1. Legen Sie sich auf den Rücken. Schieben Sie die Finger unter den Nacken und üben Sie sanften Druck aus.

2. Legen Sie die Finger der einen Hand in die Fläche der anderen, so daß der Daumen direkt unterhalb des Handgelenks zu liegen kommt.

3. Atmen Sie tief ein und aus. Denken Sie sich Ihren Atem als silbernen Strom, der durch das linke Nasenloch eindringt, in Höhe der Nasenwurzel stehenbleibt, während Sie den Atem anhalten und bis fünf zählen, und durch das rechte Nasenloch wieder hinausdringt. Wiederholen Sie die Übung.

4. Legen Sie sich auf den Rücken. Denken Sie sich Ihren Körper als großes Gebilde aus Punkten und Linien. Stellen Sie sich vor, Sie selbst wären eine winzige Gestalt, die im Zickzack von links nach rechts und von einem Punkt zum anderen springt, angefangen von den großen Zehen bis hinauf zum Scheitelpunkt des Kopfes. Wahrscheinlich werden Sie eingeschlafen sein, bevor Sie auch nur die Taille erreicht haben.

5. Spannen Sie Ihren ganzen Körper an, von den Zehenspitzen bis zum Scheitel. Lassen Sie dann von oben nach unten wieder los.

Stimmungstiefs und Antriebsarmut

Gegen diese Probleme gibt es keine einfache, sofort wirkende Behandlung, doch können regelmäßig durchgeführte Übungen vorbeugend und lindernd wirken – es dürfte schwerfallen, sich nach einem flotten Spaziergang oder einer Spritztour mit dem Rad niedergeschlagen und antriebslos zu fühlen. Um extreme Stimmungsschwankungen zu vermeiden, sollten Sie Ihren Konsum von Zucker, Koffein, Nikotin und Alkohol einschränken. Weitere nützliche Tips:

1. Nehmen Sie einige Kieselsteine in die Hand, rollen Sie sie in der Handfläche und drücken Sie sie ganz fest.
2. Spreizen Sie mehrere Male abwechselnd die Finger und ballen Sie die Fäuste.
3. Jetzt drücken Sie die Kieselsteine fest zwischen Ihren Fingern.
4. Drücken Sie die nackten Füße auf die Kiesel, rollen Sie sie unter den Fußsohlen über den Boden, und versuchen Sie, sie mit den Zehen aufzuheben. ▼

So benutzen Sie die Kiesel zu einer schnellen Form der Shiatsu-Selbstbehandlung. Füße und Hände sind wie eine Klaviatur des Körpers, sie erlauben einen raschen Zugang zu Ihrem gesamten Energiesystem.

Besorgen Sie sich möglichst verschiedene Kieselsteine: rauhe, glatte, große und kleine, was sich für Sie gut anfühlt. Meine Vorfahren mütterlicher- und väterlicherseits waren Bergarbeiter, und deshalb wuchs ich mit einer großen Liebe zu Steinen und einem Gefühl für deren verschiedene Schwingungen auf.

Auf meinen Reisen sammele ich Steine. Ich hebe sie in einer Schale auf meinem Schreibtisch als Briefbeschwerer auf. So verbinden sie mich mit der weiten Welt. Wenn ich beim Schreiben am Computer eine Pause mache, nehme ich die Steine in die Hand oder bearbeite sie mit den Fußsohlen, um mich schnell wieder munter zu machen oder um einen kreativen Schub zu fördern, wenn mir mal nichts einfällt. Vielleicht arbeiten Sie lieber nur mit ihrem Lieblingsstein oder gar mit einem Tennisball, einem Igelball oder QiGong-Kugeln. Die Fuß- oder Handgymnastik mit Steinen hilft übrigens auch gut gegen schlechte Durchblutung oder steife Gelenke, ist aber auch Mittel zur Rehabilitation, um nach einem chirurgischen Eingriff oder einer Verletzung einer Gliedmaße das Fließen der Energie im übrigen Körper zu fördern.

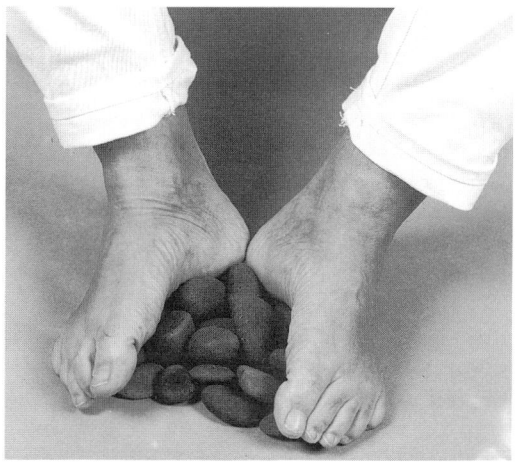
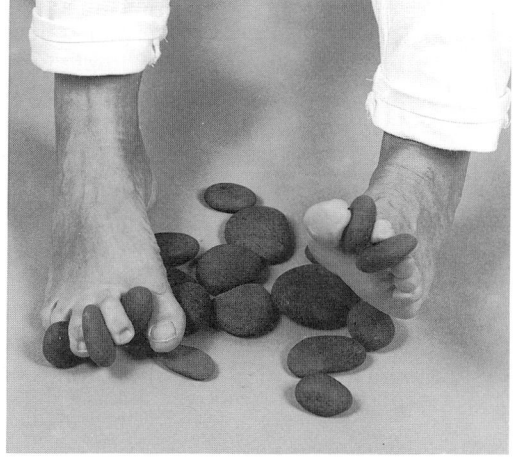

Menstruationsbeschwerden

In allen Kulturen leiden die meisten Mädchen und Frauen irgendwann in ihrem Leben unter Menstruationsbeschwerden. Bei manchen sind die Schmerzen so schlimm, daß die Betroffenen jeden Monat ein paar Tage in der Schule oder an ihrem Arbeitsplatz fehlen. Viele haben nur leichte Schmerzen oder Beschwerden, die durch Bewegungsübungen oder eine heiße Wärmflasche, mitunter auch durch Genuß scharf gewürzter Speisen gebessert werden. Generationen von Frauen haben Dutzende verschiedener therapeutisch wirksamer Mittel erfunden – vom Kräuterteeaufguß bis zu Kompressen.

Einige Frauen werden von heftigen Unterleibsschmerzen oder Kreuzschmerzen oder beidem gequält. Andere leiden unter einer schweren prämenstruellen Symptomatik, ohne körperliche Schmerzen zu haben. Zwei betroffene Schulfreundinnen erzählten mir, der Arzt habe ihnen erklärt, ihre »schlimmen Bauchkrämpfe« würden sich geben, sobald sie heiraten und »Kinder kriegen« würden, und bis dahin müßten sie sich halt mit ihren Schmerzen abfinden. Beide heirateten, bekamen Kinder und hatten nach wie vor Bauchkrämpfe.

Oft beobachten Frauen, die sich auf eine vegetarische Ernährung umstellen, eine deutliche Besserung: die Krämpfe werden seltener, und die Blutung geht leichter ab. Auch Frauen, die kurz vor der Menstruation auf Fleisch und auf Milchprodukte verzichten, registrieren weniger schmerzhafte Blutungen. Vielen hilft es, wenn sie kurz vor der Periode Gemüsesäfte trinken, speziell eine Mischung aus Karotten, Petersilie und roter Bete. Denen, die eine Gier nach Süßem (besonders Schokolade) haben, hilft es, Vitamin B-Komplex- oder Kalziumpräparate einzunehmen.

Zu den wesentlichen Strategien gegen die Tage des »Unwohlseins« und der Schmerzen gehört ein regelmäßiges körperliches Training. Wenn ich auf Reisen bin, notiere ich mir immer die Heilmittel, die im jeweiligen Gastland üblich sind: Tee aus Himbeerblättern bei starken Blutungen oder Krämpfen; Kamillentee bei verspäteter Periode; Tee aus Pfefferminze oder Grüner Minze bei schwachen Blutungen.

Shamaan Ochaum in Austin, Texas, eine Heilkundige, in der sich das Blut amerikanischer Ureinwohner mit afrikanischem und irischem Blut mischt, beschreibt die Menstruation wie auch die Menopause als heilige und machtvolle Übergänge im traditionellen Verständnis der amerikanischen Ureinwohner. Die Apachen zum Beispiel sehen die Menarche (die erste Monatsblutung) als die Zeit, da das Mädchen intensiv psychische Kräfte und heilende Fähigkeiten entwickelt.

Bei schmerzhaften Blutungen empfiehlt die Medizinfrau Passionsblume (*Passiflora incarnata*), Himbeere und Helmkraut, bei starken Blutungen Wegerich, Traubensilberkerze (*Cimicifuga racemosa*) und Keuschlamm (*Vitex agnus castus*).

Immer mehr Frauen und Mädchen interessieren sich für die alten Rituale als Möglichkeit, den weiblichen Zyklus zu feiern, um den »Fluch«, das negative Image der weiblichen Physiologie zu bannen. So werden beispielsweise Tage der Besinnung in der Abgeschiedenheit der Natur oder Fruchtbarkeitstänze an Stränden, unter Bäumen oder in den Bergen organisiert, so wollen die Frauen Zeit und Raum gewinnen für »visionäre Suche« oder für die Erforschung ihrer erhöhten Wahrnehmungsfähigkeit während der Menstruation.

Die Kräuterkundige Susun Weed im Norden des Bundesstaates New York behauptet, daß bei vielen Frauen die Beschwerden der Menstruation oder des prämenstruellen Syndroms nachlassen, wenn sie ihren Zyklus auf die Mondphasen einregulieren. Ihre Beobachtungen bestätigt die Gynäkologin Christine Northrup in Yarmouth, Maine; sie führt die meisten weiblichen Störungen auf das Schamgefühl zurück, das viele Mädchen bei der Menarche empfinden (Bericht »Blood Sisters« im »New Age Journal«, Juni 1994).

Viele Frauen lernen die Zyklen von Schmerz und innerer Spannung besser verstehen, indem sie Tagebuch führen und monatliche Verläufe notieren, was gleichzeitig eine sinnvolle Methode ist, mit dem Auf und Ab von Stimmungen, Menstruationsblutung und fruchtbaren Tagen vertraut zu werden. Je stärker die Frauen mit ihrem Zyklus und ihren körperlichen Rhythmen im reinen sind, desto eher gelingt ihnen offensichtlich die Selbstheilung. Mit dieser Theorie stehen auch die Shiatsu-Übungen als eine Form der Prävention von Schmerzen und Beschwerden, sei es in der Mitte des Zyklus oder ein paar Tage vor Beginn der Menstruation, sehr gut im Einklang. Einige meiner Leserinnen wenden vielleicht schon einfache Versionen der nachstehend aufgeführten Übungen an, ohne daß sie sich der Parallele zu Shiatsu bewußt sind. Eine Schweizer Kursteilnehmerin (mit iranischer Mutter) erzählte mir, daß sie, wenn sie als Teenager Bauchkrämpfe hatte, ihre Mutter bat, ihr die Innenseiten der Oberschenkel zu drücken – das aber ist beim Shiatsu eine der Schlüsselzonen zur Behandlung von Menstruationsbeschwerden!

Übungen gegen Menstruationsbeschwerden

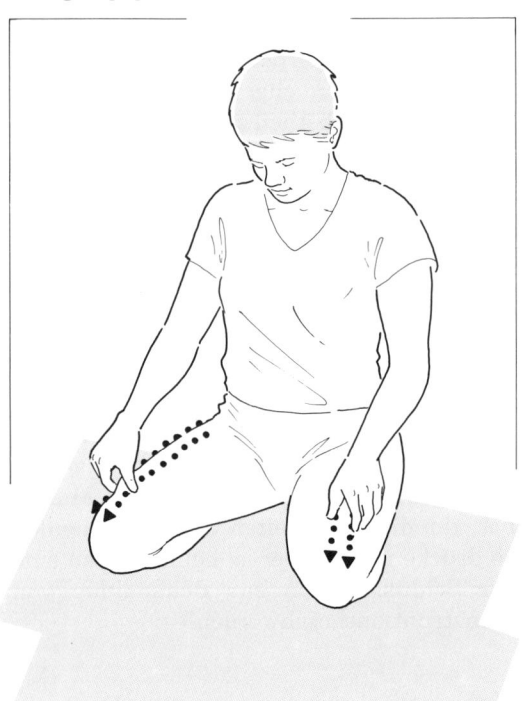

1. Knien Sie sich hin und setzen Sie sich auf Ihre Fersen. Kneifen Sie die Oberschenkel kniewärts. ◄
Drücken Sie mit den Ellbogen an der Außenseite abwärts und an der Innenseite aufwärts. ▼

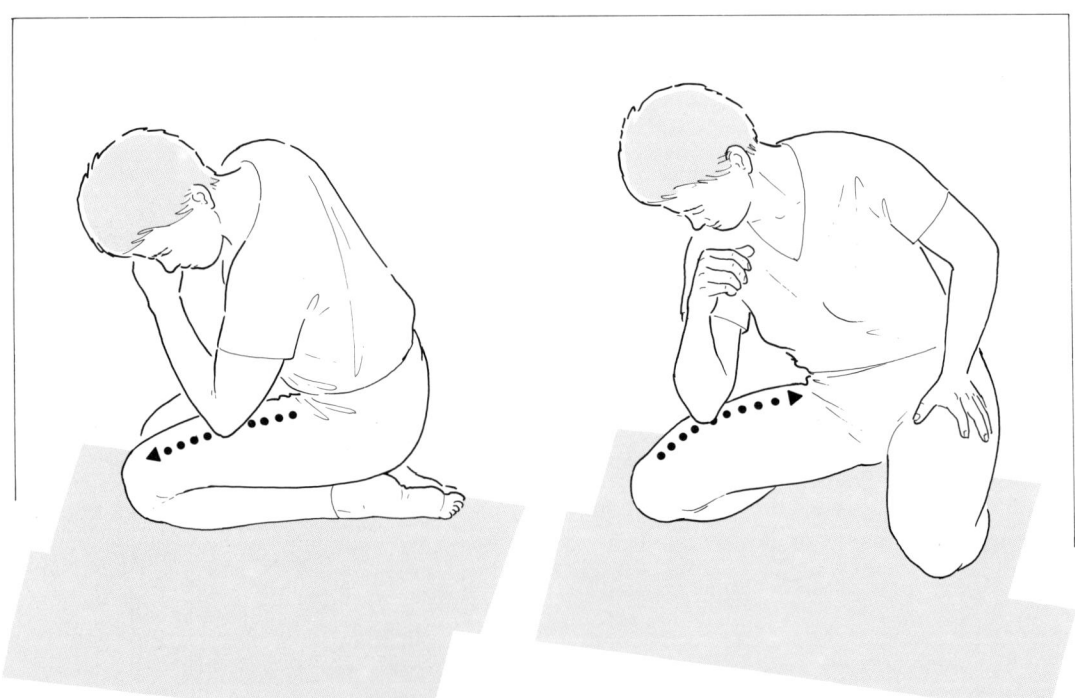

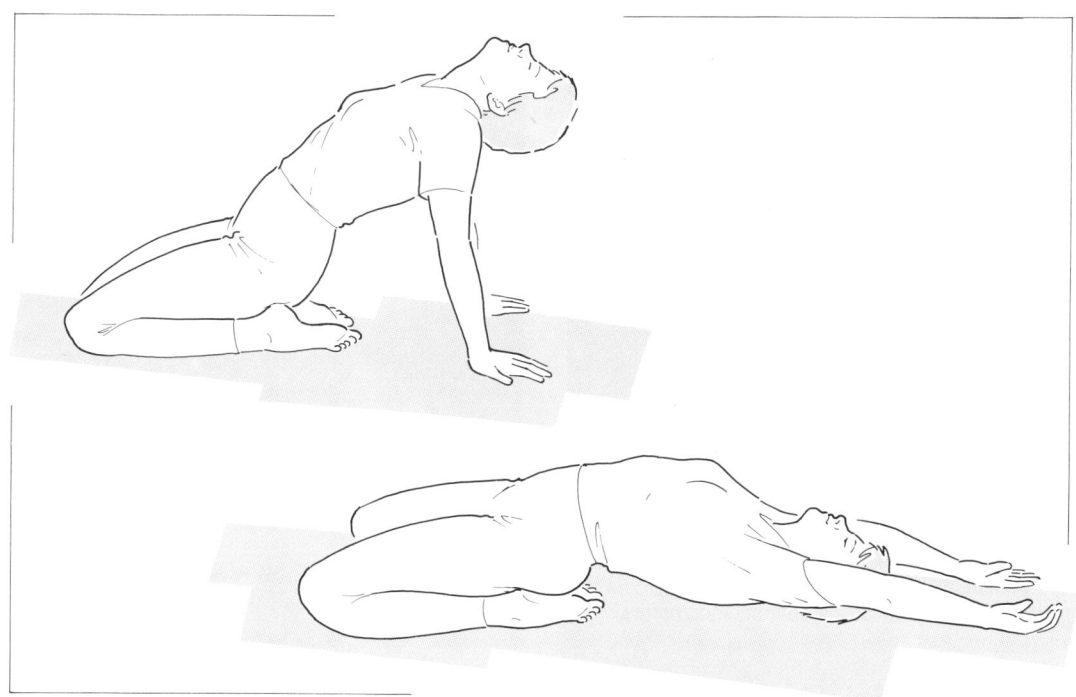

2. Neigen Sie sich nach hinten und legen Sie die Hände hinter sich auf den Boden. ▲
Falls Sie's können, stützen Sie sich auf die Ellbogen oder legen Sie sich – die Arme über den Kopf gestreckt – nach hinten auf den Boden. ▲
Erzwingen Sie jedoch nichts. Belasten Sie nicht Ihr Kreuz.

3. Drücken Sie mit gespreiztem Zeige- und Mittelfinger die Punkte zwischen Großzehe und zweiter Zehe. ▶

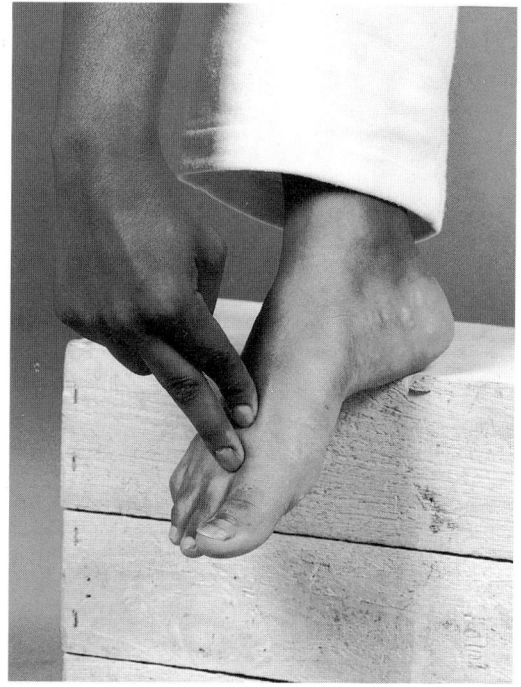

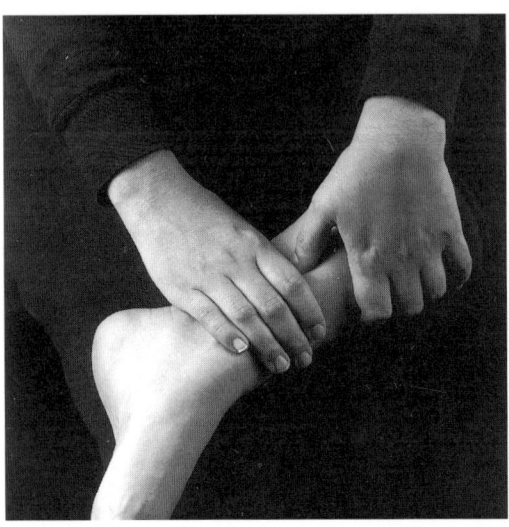 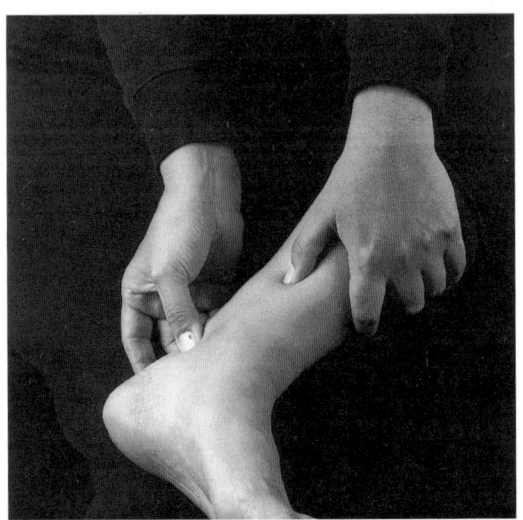

4. Drücken Sie den Punkt vier Fingerbreit oberhalb des Knöchels an der Innenseite der Beine. Oft ist dieser Punkt druckempfindlich oder schmerzhaft. ▲

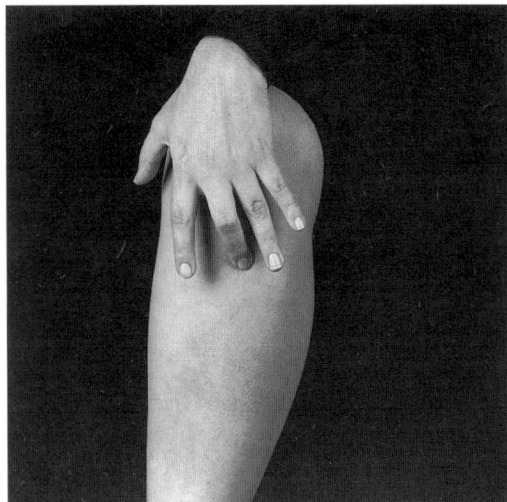

5. Legen Sie die Hand auf das gebeugte Knie. Schwenken Sie Ihren Mittelfinger zu der Vertiefung an der Außenseite des Schienbeins. ◄

6. Drücken Sie gleichzeitig die Punkte unter 4. und 5.

7. Kneifen Sie die Achillessehne ▲ (s. S. 65, Übung 5), erst alleine, dann drücken Sie gleichzeitig den Punkt unter 4.

8. Bearbeiten Sie erst die eine, dann die andere Körperseite.

Falls Ihre Periode sich verspätet, drücken Sie die Punkte fest und rasch, vor allem die unter 4. und 5. angegebenen. Vermeiden Sie jedoch diese Punkte, speziell die unter 4. und 5., wenn Sie schwanger sind. Lesen Sie im Abschnitt über Shiatsu für die Familie nach, welche Übungen Sie mit einem Partner oder Partnerin machen können, um Ihre Menstruationsbeschwerden zu lindern (s. S. 80 f).

Wechseljahre

Nach einem Glauben der amerikanischen Ureinwohner ist die Menopause für die Frau eine geheiligte Zeit. Die Zeit des Kinderkriegens und der Kindererziehung ist vorbei, und die Frau wird nun wegen ihrer zunehmenden Kraft und Einsicht verehrt. Dieser Übergang wird mit Ritualen und Zeremonien gefeiert. »Mit Wacholder- und Salbeizweigen tanzen ihre Schwestern um sie herum«, berichtet die Heilkundige Shamaan Ochaum. »Sie wird unter die Weisen und Seherinnen aufgenommen, und sie wird von vielen ihrer Pflichten als Hüterin des Hauses entbunden.« In ihrem Buch »Wechseljahre« beschreibt Germaine Greer die schwarze Kleidung der älteren Frauen im Mittelmeerraum als ähnlichen Übergangsritus, der neue Privilegien symbolisiert und den Frauen Raum und Zeit eröffnet, allein auszugehen, ihr Wissen zu erweitern, mit Freundinnen zu klönen, zu reisen. »Seit der Klassik priesen die Dichter den Idealzustand stiller Nachdenklichkeit, der ein arbeitsreiches Leben krönt«, schreibt Greer.

Wir sollten uns an diese alten Rituale erinnern, wenn wir mit den Mythen und falschen Vorstellungen unserer Gesellschaft über die Wechseljahre konfrontiert werden: mit den abwertenden Kneipenwitzen, dem Negativimage älterer Frauen im Vergleich zu älteren Männern, das viele Frauen verzweifelt zum Schönheitschirurgen rennen läßt. Viele renommierte feministische Autorinnen der 60er und 70er Jahre, z. B. Greer, haben ihr »Klimakterium« durchlebt und klären in herzerfrischenden politischen und medizinischen Analysen über das Thema auf. Sie brechen die Tabus und wehren sich heftig gegen den Zwang, der jede postklimakterische Frau einer Hormonersatztherapie zuführen will, was in vielen Büchern zum Thema Wechseljahre propagiert wird.

In den Vereinigten Staaten befinden sich etwa 43 Millionen Frauen im Klimakterium oder in der Postmenopause, und wie Gail Sheehy in ihrem Buch »Wechseljahre – na und?« informiert, nimmt diese Zahl jährlich um eine halbe Million Frauen zu; dennoch ist hinsichtlich dieses Themas immer noch »eine erschreckende Unwissenheit und Verleugnung« gang und gäbe. Überall im Land schießen indessen Selbsthilfegruppen aus dem Boden, in denen Frauen sich über dieses ganz natürliche Ereignis, dem die meisten völlig unvorbereitet und schlecht informiert gegenüberstehen, austauschen können.

Viele der Frauen, die zum Babyboom beigetragen haben und die in den 1980er oder 1990er Jahren in die Wechseljahre kamen, äußern sich mit einer Offenheit zum Thema, die für die Generation ihrer Mütter und Großmütter absolut tabu war und es für manche unserer Zeitgenossinnen leider noch immer ist. Auch heute leidet manche Frau still vor sich hin und fürchtet, verrückt zu werden, während andere keinerlei Beschwerden haben und sich fragen, was der ganze Wirbel soll.

Während einer Diskussionsveranstaltung im amerikanischen Fernsehen gestand eine Frauenärztin, daß sogar sie ihre erste »Hitzewallung«, die sie eines Nachts überfiel, nicht als solche erkannt habe. Sie habe sich am nächsten Morgen eine leichtere Zudecke für ihr Bett gekauft.

Als ich zum erstenmal eine Hitzewallung bekam, glaubte ich allen Ernstes, das Haus stünde in Flammen. Ich sprang aus dem Bett und rannte nach Rauch schnuppernd durch die Wohnung, bis ich merkte, daß die rasende Hitze in mir selbst war. Amerikanische Feministinnen haben die Hitzewallungen in »Kraftwellen« umbenannt, eine interessante unbewußte Erneuerung des Übergangsritus, wie er von alten Gesellschaften gefeiert wurde.

Die medizinische Fachliteratur ist uneins über die Ursachen. Doch übereinstimmend wird angenommen, daß Hitzewallungen durch eine Reihe von Signalen im Körper plötzlich ausgelöst werden. Mit dem Einsetzen der Menopause nimmt die Konzentration an Luteinisierungshormon (LH) zu, das am Eisprung mitwirkt. Die Eierstöcke aber sagen: Tut uns leid, der Laden ist dicht, worauf das LH die Sirenen schrillen läßt, indem es die peripheren Blutgefäße weitstellt.

Ohne jede Vorwarnung oder Ankündigung beginnen wir, heftig zu schwitzen, und werden hektisch rot im Gesicht. Alkohol, heiße und scharf gewürzte Speisen sowie Koffein können auslösend wirken. Jede Frau hat ihre Tricks, mit diesen Kraftwellen umzugehen: wir tragen mehrere Schichten lockerer Kleidung, um im Fall des Falles die äußeren Schichten ablegen zu können; wir reiben uns den Nacken mit Eiswürfeln ab, wir trinken Tee aus Ginseng- oder Süßholzwurzeln (beide enthalten östrogenartige Substanzen) oder aus Blättern der Himbeere.

Viele Frauen segeln symptomfrei durch die Wechseljahre. Andere werden voll getroffen von der Wucht der Hitzewallungen (tagsüber und/oder nachts), von Gewichtszunahme, Stimmungsschwankungen, Reizbarkeit, Gedächtnislücken, Tränenausbrüchen, trockener Scheide, Inkontinenz, trockener Haut, Haarausfall, Wahnvorstellungen, Krampfadern, Schlaflosigkeit, Depressionen.

Die Fachleute empfehlen die Einnahme von Vitaminen (speziell A, C, E und B-Komplex) und regelmäßiges körperliches Training (Yoga, Tai Chi, flottes Gehen, Gewichtheben, Radeln), um die Symptome zu lindern und ein Gefühl des Wohlbefindens aufrechtzuerhalten. Abhängigkeitsfördernde Gewohnheiten (Konsum von Koffein, Alkohol, Zigaretten u. ä.) verstärken die Symptomatik und sollten eingeschränkt oder ganz aufgegeben werden. Nach der Erfahrung mancher Heilkräuterexperten lassen sich die Folgen einer trägen Leberfunktion (und dadurch verlangsamten Stoffwechsels) kompensieren, indem Sie sich morgens nüchtern Zitrone und Knoblauch einverleiben oder Löwenzahnwurzel oder wilde Yamsknolle essen. Gegen trockene Haut helfen Vitamin-E-Öl und Sesamöl. Bei trockener Scheide oder atrophierender Scheidenentzündung raten viele Ärzte, Vitamin-E-Öl, Aloe-vera-Extrakt oder ein gelförmiges Präparat (Rosmarinus Prunus comp. Gel, Wala) in die Scheide einzureiben. Die natürlichste Weise, Aloe vera anzuwenden, ist das Ausdrücken des dicklichen Saftes aus den Blättern einer Aloe-vera-Zimmerpflanze. Aloe wirkt ausgezeichnet bei trockener Haut und bei Brandwunden. Eine Blaseninkontinenz läßt sich verhüten oder oft beseitigen, indem Sie tagsüber immer wieder zwischendurch die Scheidenmuskulatur anspannen und loslassen (Beckenbodengymnastik) oder beim Wasserlassen den Harnstrahl mehrmals unterbrechen.

Krafttraining (z. B. Gewichte stemmen, flottes Gehen, Joggen) und kalziumreiche (aber fettarme) Ernährung tragen dazu bei, die Knochendichte zu erhalten und eine Gewichtszunahme zu verhindern. Die Angst vor Osteoporose und Herzinfarkt treibt viele Frauen zum Arzt, der ihnen eine Hormonersatztherapie verordnet, ohne die wirkliche Notwendigkeit dieser Maßnahme gründlich zu prüfen, was den fragwürdigen Kern dieses Themas verdeutlicht.

Für Frauen mit einer familiären oder persönlichen Brustkrebsgeschichte kommt eine Hormonsubstitution nicht in Frage, weil die Östrogen-Komponente der Präparate das Wachstum östrogenempfindlicher Tumorzellen in der Brust fördert. Der »optimale« Zeitpunkt für eine Brustkrebserkrankung ist der Beginn der Wechseljahre, wenn der weibliche Hormonhaushalt durcheinandergerät. Meine Überzeugung, daß Kalzium für mich persönlich besser sei als die Hormonersatztherapie, veranlaßte mich, ein zweijähriges Forschungsprojekt am Southwestern Medical Center der Universität von Texas in Dallas zu unterstützen, bei dem die Wirkung von Kalziumzitrat als Alternative zu Östrogen zur Prävention des Abbaus von Knochenmasse vergleichend geprüft wurde. Außerdem ermutigen mich als Vegetarierin die Statistiken, die belegen, daß die Knochendichte bei dieser Ernährungsweise besser erhalten bleibt als bei Fleischessern.

Frauen, die die Extreme der Wechseljahre erleben, sind es sich schuldig, alle vorhandenen Möglichkeiten auszuschöpfen, bevor sie sich vom Arzt zu einer Hormonsubstitution bestimmen lassen. Für viele Frauen, in deren Familie Osteoporose und Herzerkrankungen häufig sind und die ihre Wechseljahresbeschwerden unerträglich finden, kann das (niedrig dosierte) Östrogenpflaster eine Kompromißlösung darstellen.

Andere Frauen konzentrieren sich lieber auf das, was sie selbst für sich tun können, etwa durch richtige Ernährung, sportliche Betätigung, Meditation und die Bereitschaft, den »Wechsel« als Chance zu begreifen, Neues zu erforschen oder kreative Wagnisse einzugehen. Die Lösung der einen Frau mag völlig ungeeignet sein für eine andere, in jedem Fall aber stellt die informierte Wahl den Schlüssel dar. Shiatsu, Akupunktur und die klassische Massage können jeweils dazu beitragen, sehr ausgeprägte Symptome zu bessern.

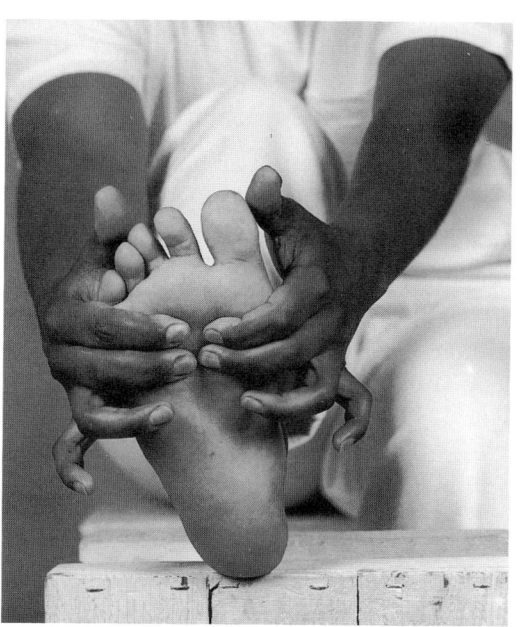

Übungen gegen Beschwerden der Wechseljahre

Machen Sie sämtliche Übungen gegen Menstruationsbeschwerden und insbesondere folgende:

1. Die Behandlung des Beinpunktes, der vier Finger breit oberhalb des Innenknöchels liegt, ist hervorragend geeignet, heftige Hitzewallungen zu mildern und einigermaßen zu kontrollieren (s. S. 45, Übung 4).

2. Auch der Punkt unter dem Fußballen spricht sehr gut auf Druckpunktbehandlung an. ◄

Brustgesundheit und Brustkrebs

Ironischerweise machte ich mir über die Gesundheit der weiblichen Brust erst ernsthafte Gedanken, nachdem ich selbst an Brustkrebs erkrankt war. Während wir als Mädchen heranwachsen, werden wir mit Fotos barbusiger Frauen bombardiert, und mit Anzeigen, auf denen vollbusige Frauen abgelichtet sind, wird praktisch alles verkauft, vom Autoreifen bis zum Urlaub in Afrika. Doch wer hätte uns über die Gesundheit der weiblichen Brust aufgeklärt?

Während meiner Teenagerzeit in Kapstadt Ende der 50er und Anfang der 60er Jahre war es Mode, wie Marilyn Monroe enge Pullover und hochgeschnürte Büstenhalter mit spitzen Körbchen zu tragen. Während ich von Mitte der 60er bis Mitte der 70er Jahre in London lebte, war die flachbrüstige Twiggy oder der Mary-Quant-Look der letzte Schrei. Als ich Ende der 70er Jahre nach Nordamerika zurückkehrte, gingen die Frauen ohne BH und bei Demonstrationen oben ohne. Kein Mensch interessierte sich für das Thema Brustgesundheit.

Die meisten Frauen sind zeitlebens mit ihren Brüsten unzufrieden und finden, daß sie dem herrschenden Schönheitsideal nicht entsprechen. Vor den Anhörungen und dem Verbot von Silikonimplantaten (nach den Horrorgeschichten über deren Nebenwirkungen) betrug in den Vereinigten Staaten das Verhältnis der Frauen, die sich Silikon zur Brustvergrößerung implantieren ließen, zu brustamputierten Frauen 80 : 20.

In England war das Verhältnis genau umgekehrt, nämlich 20 : 80. Nach meiner Brustamputation 1987 lernte ich zunehmend mehr Frauen kennen, die eine Wiederherstellung der Brust oder eine Prothese ablehnen, weil sie einfach anderen Frauen vorleben wollen (vor allem in der Sauna, bei der Gymnastik oder im Schwimmbecken), daß Sport, Gesundheit und Leben nach Brustkrebs möglich sind. Wir lehnen den Mythos von der weiblichen Brust ab und helfen dadurch hoffentlich, Ängste und Unwissenheit abzubauen. Wir nutzen auch unsere Erfahrung, die Frauen über Brustgesundheit und über Brustkrebs zu informieren, damit die Regierung veranlaßt wird, mehr Forschungsgelder zu investieren.

Die Bedeutung der weiblichen Brust schwingt wie ein Pendel zwischen positiven und negativen Besetzungen: Symbol des Lebens, Nahrungsspenderin, Mütterlichkeit, Weiblichkeit und Ausbeutung als Sexsymbol und Thema anzüglicher Witze und Redensarten.

Doch wer klärt uns auf über Brustgesundheit und Übungen oder Aktivitäten zur Verhütung von Erkrankungen der Brust? Wir sind es unseren jüngeren Schwestern, unseren Töchtern und Nichten schuldig, über dieses Thema zu reden, nicht bloß wegen der Gesundheit, sondern auch wegen des inneren Zusammenhangs zwischen Brust und Selbst, der über das Medienbild und über das, was gerade populär ist, hinausgeht.

Den seelischen Wunden, die dadurch entstehen, begegne ich in den Postmastektomie-Gruppen in der Klinik, wo viele Frauen in einer Haltung hinkommen, als wollten sie sich für ihre Weiblichkeit entschuldigen, indem sie die Arme schützend vor die Narbe halten, als wollten sie verletzte Vögel bergen. »Kommt her, meine Schwestern«, sage ich, »hebt eure Arme, streckt sie empor und schaut aufwärts, wie sich die Blume zur Sonne wendet«. – »Wenn ihr euch streckt, lächeln eure Narben! Nun bewegt die Arme langsam auf und ab, wie ein Vogel beim Fliegen.« Und plötzlich ändert sich die Atmosphäre im Raum, ein Losgelöstsein, ein Gefühl des Friedens wird spürbar. Die Frauen beginnen sich loszulassen. Dann lehre ich sie, rhythmisch Kreise in die Luft zu malen, wie ich es nach meiner Brustamputation versuchte, wobei ich täglich zu Flöten- und Harfenkonzerten von Mozart übte.

Die Kunst besteht darin, täglich immer größere Kreise zu ziehen; die Form des Kreises ist ein einfaches Kriterium, den Erfolg zu messen. Das Kreisen ist auch ein bewährtes, wunderbares Mittel gegen die Weltuntergangsstimmung der Brustkrebspatientin. Die Technik des Armkreisens entstand aus meiner Erfahrung mit Shiatsu und Ki-Übungen.

Schon nach wenigen Wochen des Armkreisens konnte ich den Arm der operierten Seite vollständig strecken, und sieben Wochen nach der Operation nahm ich mein wöchentliches Schwimmtraining wieder auf. Das nach einer Brustamputation meist auftretende Lymphödem (geschwollener Arm) blieb mir erspart. Ich bin überzeugt, daß die Übungen, das kreative Visualisieren, Shiatsu und Reflexzonentherapie insgesamt zu meiner überdurchschnittlich raschen Genesung beitrugen.

Heute habe ich diese Übungen in meine Shiatsu-Kurse integriert, nicht nur bringe ich sie den Ausübenden von Gesundheitsberufen bei, damit diese sie ihre brustoperierten Patientinnen lehren können, sondern ich biete sie allen Interessierten an, um zu zeigen, wie anmutige Bewegungen den Energiestrom in den Brüsten und im Oberkörper stimulieren können.

Physiologisch betrachtet ist die Brust die Variante einer Schweißdrüse, eine brokkoliähnliche Ansammlung von Drüsenläppchen mit Ausführungsgängen, dichten Bindegewebszügen und Fettgewebe. Mit einfachen Worten: eine Milchfabrik. Eine Verstopfung der Milchgänge kann alle möglichen Probleme zur Folge haben, etwa Schwellungen und Schmerzen vor der Periode. Das Stillen ist der Weg der Natur, die Funktion der Brustdrüse zu aktivieren, aber es ist keine Garantie gegen Brustkrebs. Ein Training des Oberkörpers durch Schwimmen, Arbeit mit Gewichten, Tanzen, Yoga, Thai Chi oder Tennis eignet sich hervorragend, um den Energiefluß in den Brüsten zu stimulieren und dadurch Stauungen vorzubeugen.

Vielen Frauen, die unter schmerzhaften Brüsten leiden, hilft die regelmäßige Selbstmassage der Brüste mit Seifenschaum während des Duschens. In ähnlicher Weise kann sich eine regelmäßige Selbstbehandlung mit Shiatsu als nützlich erweisen. Beide Maßnahmen lassen sich übrigens mit der Selbstuntersuchung der Brüste kombinieren.

Experten wie die engagierte Brustchirurgin Dr. Susan Love, Leitende Ärztin des Zentrums für Brusterkrankungen an der Universität von Kalifornien in Los Angeles (UCLA), rät allen Frauen, ab dem 25. Lebensjahr regelmäßig ihre Brüste selbst zu untersuchen und nach vierzig die Brüste ärztlich untersuchen und einmal jährlich mammographieren zu lassen. Diesseits und jenseits des Atlantik sind die Meinungen über die Mammographie durchaus geteilt, und Dr. Love urteilt, daß die Methode keineswegs absolut sicher ist. Manche (gutartigen oder bösartigen) Knoten werden von der Mammographie nicht erfaßt, und manche Mammogramme werden falsch gedeutet. Außer der Mammographie als Suchverfahren gibt es weitere diagnostische Möglichkeiten, etwa Thermographie oder Sonographie. Dies sind Alternativen, wenn Sie sich nicht so oft Röntgenstrahlen aussetzen wollen, oder unterstützende Methoden neben der Mammographie.

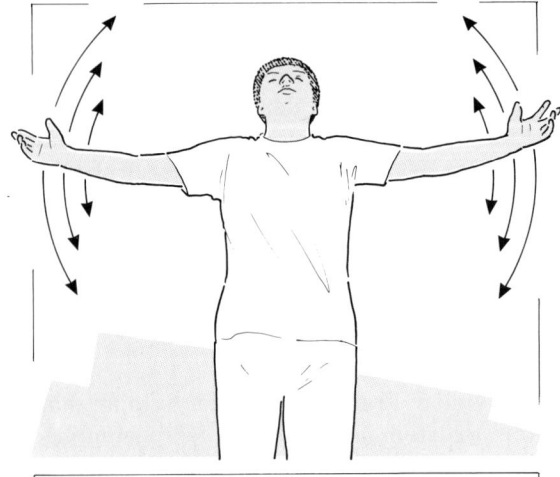

Übungen für gesunde Brüste und nach Brustoperation

1. Atmen Sie tief. Beim Einatmen heben Sie die gestreckten Arme mit den Handflächen nach oben langsam seitlich empor, beim Ausatmen lassen Sie sie sinken; einatmen und Arme heben, wie ein Vogel, der im langsamen Flug seine Schwingen bewegt. ◄

2. Heben Sie leicht die Arme, so daß die Handflächen parallel vor Ihrem Körper liegen. Bewegen Sie die Hände in langsamen Kreisen, die jeden Tag etwas größer werden, umeinander. ◄ (Mitte)

3. Legen Sie die Hände nebeneinander an die Taille und strecken Sie sie dann seitlich aus, um langsame, horizontale Kreise zu ziehen. Drehen Sie dabei leicht den Oberkörper. ▼ (links)

4. Strecken Sie einen Arm vor und heben Sie ihn langsam empor, jeden Tag ein kleines bißchen höher, bis Sie einen vertikalen Kreis über Ihrem Kopf ziehen können. Gehen Sie mit dem Oberkörper leicht mit, wenn Sie den Arm vom höchsten Punkt aus nach hinten absenken. ▼ (rechts)

Es braucht einige Zeit, bis Sie dies nach einer Brustoperation schaffen, also üben Sie sich in Geduld. Üben Sie, falls Sie sich einer Brustoperation unterziehen mußten, jeden Tag ein wenig, bis Ihnen vollständige Kreise gelingen. Üben Sie zu Ihrer Lieblingsmusik, und bauen Sie in Ihrem Inneren ein Bild von sich auf, das Sie strahlend gesund zeigt.

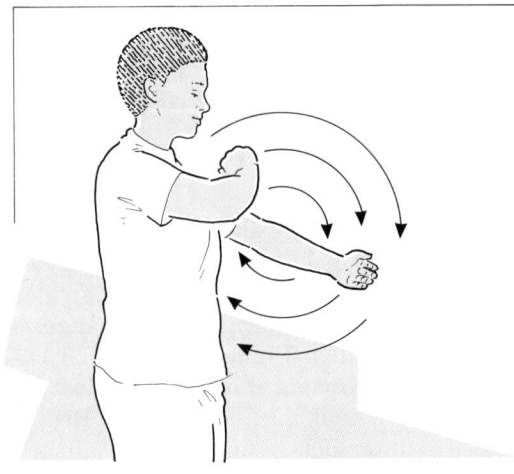

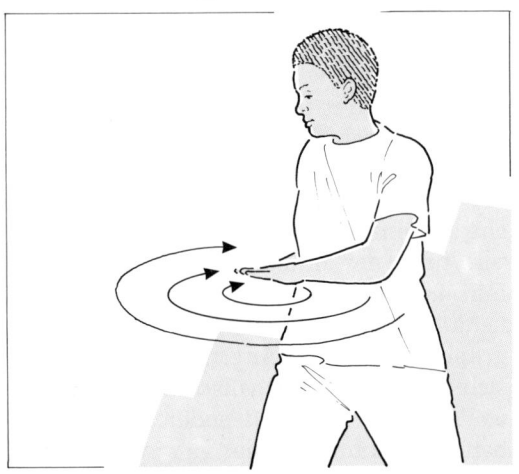

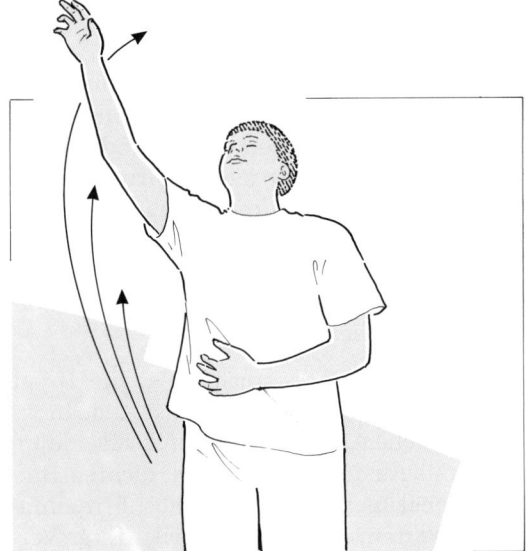

Frauen, die durch die Selbstuntersuchung mit ihren Brüsten vertraut sind, können jede plötzliche Unregelmäßigkeit oder ungewohnte Empfindungen oder körnige Strukturen oder Knötchen in der Brust oder Absonderungen aus der Brustwarze oder Symmetrieabweichungen zwischen rechter und linker Brust entdecken – und diese Befunde sollten unverzüglich von einem Arzt überprüft werden. Oder besser von zwei Ärzten, denn in stark von Bindegewebsfasern durchsetztem oder dichtem Brustgewebe können Knoten schwer nachzuweisen sein. Von den vier Ärzten und Ärztinnen, die in den Monaten vor der Operation meine Brüste untersuchten, fanden zwei Knoten, und zwei fanden gar nichts. Und ich schloß mich lieber der letzteren, tröstlicheren Meinung an, bis ein schnell wachsender Tumor eine sofortige Operation notwendig machte. Die Früherkennung ist keine Prävention, aber sie kann Ihnen die Brust erhalten.

Ich beschwöre die Frauen, aus meiner Erfahrung, von meinem Umgang mit der Krankheit zu lernen. Vor fünfzig Jahren erkrankte in den USA eine von zwanzig Frauen an Brustkrebs, heute ist es eine von acht. In Deutschland erkrankt jede 16. Frau an Brustkrebs. Die Zahl der Erkrankungen nimmt weltweit zu, auch jüngere Frauen sind betroffen. In den Vereinigten Staaten ist das Engagement in Sachen Brustkrebs politisch ein heißes Eisen. Frauen aus den unterschiedlichsten Schichten bilden Initiativen und gehen mit lautstarken Demonstrationen und Kampagnen in die Öffentlichkeit, um die Regierung zu zwingen, daß mehr Gelder in die Erforschung der Ursachen von Brustkrebs investiert werden.

In England werden allmählich immer mehr Frauen aktiviert, während die Frauen in Deutschland und in der Schweiz erstaunlicherweise stumm bleiben, obwohl die Erkrankungsraten in diesen Ländern zu den höchsten in Europa zählen. Eine Brustkrebsweltkarte zeigt die höchste Erkrankungshäufigkeit in Ländern, die viel Milchprodukte produzieren (Deutschland, Niederlande, Schweiz, Irland, Neuseeland), was darauf hinweisen könnte, daß eine Ernährung mit viel tierischen Fetten schuld sein könnte – oder das Östrogen, mit dem das Vieh traktiert wird, das Fleisch und Milchprodukte liefert. Im Orient ist die Brustkrebshäufigkeit am geringsten – speziell in Japan, dessen Bevölkerung sich traditionell fettarm, ohne Milchprodukte, aber mit viel Vitamin-B-reichem Getreide und jodreichen Algen ernährt und Fisch dem Fleisch vorzieht. Dagegen weisen Amerikanerinnen japanischer Abstammung die gleiche Brustkrebshäufigkeit auf wie Amerikanerinnen, was nahelegt, daß Ernährung und Umweltfaktoren eine Schlüsselrolle spielen dürften.

In Long Island im Bundesstaat New York, wo die Brustkrebsrate überdurchschnittlich hoch ist, waren die Frauen so erbost über das Desinteresse der Regierung, vor Ort Forschungen zu initiieren, daß sie eine Protestgruppe bildeten, die Aktionsgruppe gegen Brustkrebs (die *1 in 9 Long Island Breast Cancer Action Group*), um Zusammenhänge zwischen Brustkrebs, Giftmüll, verunreinigtem Trinkwasser, Pestiziden und elektromagnetischen Feldern zu klären (Bericht im »New York Times Magazine« vom 15. August 1993).

Einen Wendepunkt bedeutete eine Konferenz der Stiftung für eine Solidarische Gesellschaft, die Anfang 1994 in Austin, Texas, zum Thema Brustkrebs und radioaktiver Abfall stattfand und bei der die zunehmende Anfälligkeit für und Häufigkeit von Brustkrebs unter den Amerikanerinnen indianischer, hispanischer und afrikanischer Herkunft mit niedrigem Einkommen und

Übungen für die Gesunderhaltung der Brüste

Integrieren Sie die beiden folgenden Übungen in die Selbstuntersuchung der Brüste, wenn Sie in konzentrischen Kreisen die Brüste abtasten, bis hin zur Achsel.

Machen Sie die Selbstuntersuchung im Liegen und im Stehen, und betrachten Sie sich aufmerksam in einem gut beleuchteten Spiegel.

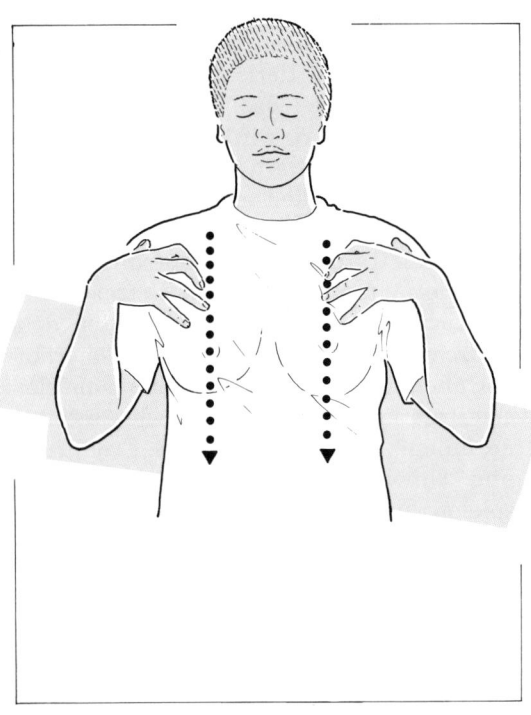

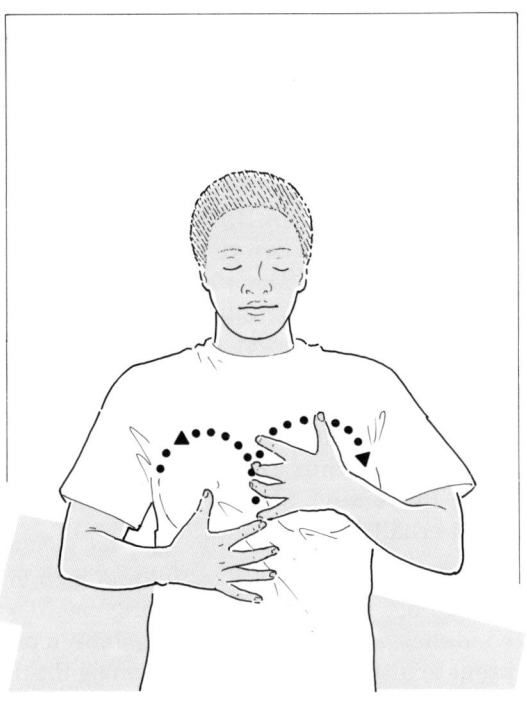

1. Wandern Sie mit den Fingern in einer gedachten Linie durch die Brustwarzen von oben nach unten über die Brüste. ▲

2. Wandern Sie mit den Fingern über das Brustbein nach oben bis zu einem Punkt genau zwischen den Brüsten und von dort kreisförmig um die Brüste. ▲

mit Wohnsitz in Gemeinden in der Nähe von Giftmülldeponien öffentlich gemacht wurde. Bei schwarzen Amerikanerinnen ist die Brustkrebsrate geringer als bei weißen, aber es sterben viel mehr schwarze an Brustkrebs. Sollte eine Kombination von Faktoren und nicht nur unsere genetische Ausstattung Brustkrebs verursachen, dann sind wir uns schuldig, uns nach Kräften um die Erhaltung gesunder Brüste zu bemühen.

Teil 2
Shiatsu zur Prävention von Beschwerden

Arbeiten am Bildschirmgerät

Gegen die großen Computerhersteller in den Vereinigten Staaten ist im Namen Tausender am Bildschirm Beschäftigter, die unter Schäden infolge chronischer Belastung leiden, ein Musterprozeß anhängig. Am häufigsten tritt das sogenannte Karpaltunnel-Syndrom auf, bei dem entzündlich geschwollenes Gewebe im Handgelenk den Nerv komprimiert, der die Daumenballenmuskulatur innerviert. Zunächst treten im innervierten Bereich Kribbeln und Stechen, dann starke Schmerzen und schlimmstenfalls Verlust der Muskelfunktion ein. Die Hersteller argumentieren, dies werde nicht durch die Geräte, sondern durch die Art der Benutzung verursacht. Die computergeschädigten Beschäftigten bestreiten dies, und viele sind bereit, an Forschungsprojekten über »arbeitsbedingte muskuloskelettale Störungen«, wie dies von der Weltgesundheitsorganisation definiert wurde, teilzunehmen. Industriedesigner haben inzwischen geteilte und nach außen gewölbte Tastenfelder und einfachere Tastendrucksysteme entwickelt, um die Probleme zu verringern. Doch bis etwas im großen Rahmen geschieht, um das ergonomische Design von Tastaturen und Arbeitsplätzen zu verbessern und die körperliche Belastung zu minimieren, wird das Problem epidemische Ausmaße erreichen. In Deutschland steht den Bildschirmarbeitern gesetzlich zu, nach jeder Stunde die Arbeit am Bildschirm für zehn Minuten zu unterbrechen. Ähnlich begrenzt auch die japanische Regierung die Zeit, die Beschäftigte am Bildschirm verbringen dürfen.

In der »New York Times« berichtete Jane E. Brody Anfang März 1992, daß bis zu 40 Prozent der Anträge auf Invalidenrente in den USA mit computerbedingten Schäden an Händen und Armen begründet werden. Und weltweit fordert die stundenlange Arbeit am Computer ihre Opfer unter Journalistinnen und Verlagsangestellten. In Europa und in Nordamerika berichten Augenärzte über eine zunehmende Häufigkeit computerbedingter Augenbeschwerden und raten Patientinnen und Patienten, so oft wie möglich vom Bildschirm weg in die Ferne zu blicken und angemessene Pausen einzulegen.

Nachdem ich mir einen Laptop gekauft hatte, wurde ich anfälliger für eine ganze Reihe computerbedingter Gesundheitsstörungen und deren verheerende Folgen im Alltag. Zunächst begriff ich nicht, wieso meine Augen nach einem anstrengenden Arbeitstag unkontrollierbar in alle Richtungen abschweiften, warum Nacken und Schultern total steif waren, warum ich so schnell gereizt reagierte oder warum ich mich nach hektischen Tagen wie von allem abgeschnitten, abwesend fühlte und unter Kopfschmerzen und Übelkeit litt. – Kommt Ihnen das bekannt vor?

Diese kleinen elektronischen Wunderkisten haben unseren Arbeitstag revolutioniert, doch wenn wir unseren Arbeitsrhythmus nicht grundlegend ändern, um die schädlichen Folgen zu mildern, sind große Probleme unvermeidlich. Massiver Arbeitsdruck oder Termine, die eingehalten werden müssen, verschlimmern das Problem. Wenn Sie ein kleines Übungsprogramm in Ihren Arbeitstag einplanen, ist das keine aufwendige Sache, speziell wenn Sie selbständig sind. Doch die Gefahr besteht, daß sich Computerräume sehr rasch in eine ebenso gräßliche Umgebung verwandeln, wie es um die Jahrhundertwende die Wohnküchen der Armen waren, in denen schlechtbezahlte Heimarbeit verrichtet wurde. Die Arbeitgeber haben noch nicht eingesehen,

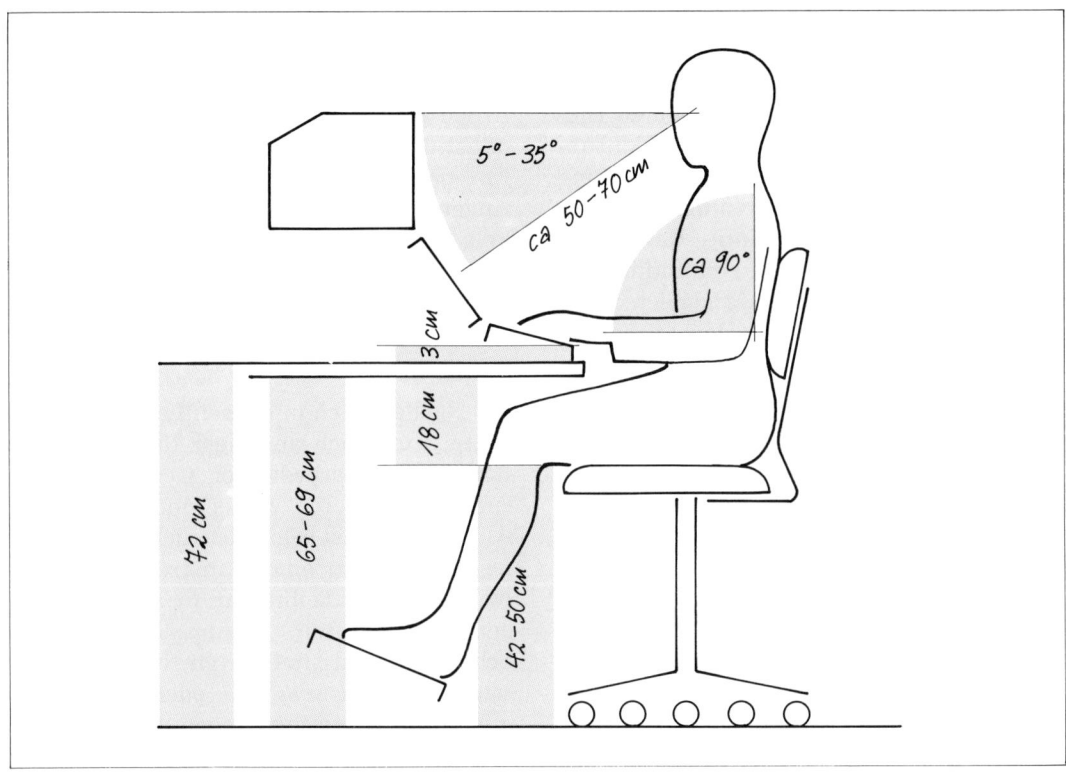

daß die langfristigen Folgen verlorener Arbeitszeit aufgrund wiederholter oder chronischer Gesundheitsprobleme in keinem Verhältnis stehen zu den positiven Auswirkungen (für alle!) von kleinen Pausen und Auflockerungsübungen. Wahrscheinlich müssen viele Millionen Dollar in Prozesse investiert werden, bevor endlich der Groschen fällt.

Es gibt mehrere Möglichkeiten, wie Sie verhindern können, daß sich Symptome von chronischem Streß in Ihnen aufbauen. Manchen macht es Spaß, ihren Computer mit Blumen oder kleinen Gags aufzupeppen, wie Whoopi Goldberg in dem beliebten Film »Jumpin' Jack Flash«.

Zunächst aber zu den Grundlagen:

■   Machen Sie sich Ihre Körperhaltung bewußt.

■   Achten Sie darauf, daß Ihr Schreibtischstuhl den Rücken und die Oberschenkel gut abstützt. Knie- und Fußgelenke sollten bequem im rechten Winkel stehen. Die Füße sollen flach den Boden berühren, die Beine leicht gespreizt sein. Wenn Ihre Beine bei der eingestellten Tischhöhe nicht bis zum Boden reichen, ist eine Fußbank zu empfehlen. Am besten eignet sich ein justierbarer Drehstuhl, der den Lendenbereich stützt und Ihnen genügend Bewegungsfreiheit läßt. Außerdem ist ein höhenverstellbarer Arbeitstisch ratsam.

■   Der Bildschirm sollte sich in Augenhöhe und einem Abstand von mindestens einem halben Meter befinden.

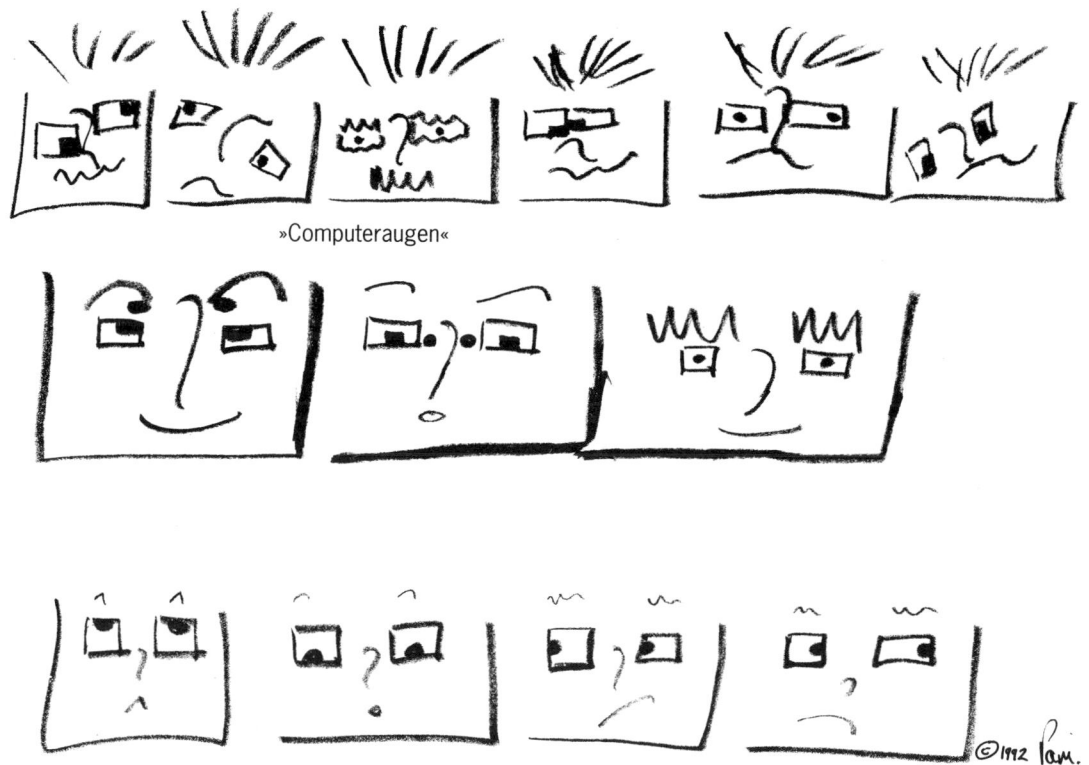

»Computeraugen«

Die Tastatur ist gleichsam die Verlängerung Ihrer Hände.

Stellen Sie Ihre Schreibtischlampe so ein, daß das Licht von der Wand reflektiert wird und nicht auf den Bildschirm fällt. Die Helligkeit sollte angenehm zwischen gedämpfter Zimmerbeleuchtung und ausreichender Schreibtischbeleuchtung liegen, so daß Sie alles auf Ihrem Bildschirm und Ihre Arbeitsunterlagen gut sehen können.

Benutzen Sie einen augenfreundlichen Bildschirm oder einen zusätzlichen Bildschirmfilter.

Übungen für den Computerarbeitsplatz

1. Strecken Sie Arme und Beine ausgiebig, bevor Sie sich hinsetzen.

2. Kreisen Sie sehr behutsam mit dem Kopf. Blicken Sie abwechselnd nach links und nach rechts. Drücken Sie den Nacken zwischen Fingern und Handfläche zusammen; machen Sie dasselbe entlang der Schultern.

3. Klopfen Sie imaginäre Linien von den Augenbrauen zur Stirn, über den Scheitel und abwärts zum Nacken.

4. Um »Computeraugen« (obere Bildzeile) zu vermeiden, schließen Sie die Augen und rollen die Augäpfel mehrmals nach oben, unten, rechts, links (untere Bildzeile). Gewöhnen Sie sich an, ab und zu vom Bildschirm wegzublicken. Damit Sie es nicht vergessen, hängen Sie irgendwas Lustiges oder Buntes an die Wand gegenüber, um Ihre Augen gelegentlich vom Monitor abzulenken.

5. Kneifen Sie die Punkte beidseits der Nasenwurzel. Fassen Sie die Augenbrauen zwischen Daumen und Zeigefinger und drücken Sie die Punkte unterhalb der Augenbrauen (mittlere Bildzeile).

Übungen für den Computerarbeitsplatz (Forts.)

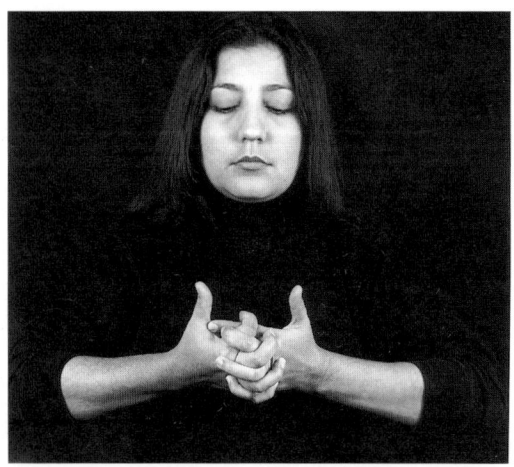

6. Drehen und beugen Sie Ihre Handgelenke, bevor Sie zu arbeiten beginnen. So beugen Sie Verspannungen in den Handgelenken vor.

7. Verschränken Sie die Finger ineinander. Beugen und strecken Sie die Finger. ◄

8. Legen Sie die Fingerspitzen aneinander und spreizen Sie die Finger weit auseinander (▼ links). Dann führen Sie die Fingerspitzen wieder zusammen. (▼ rechts)

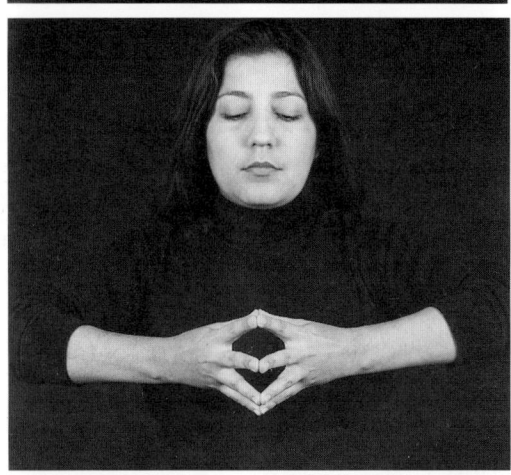

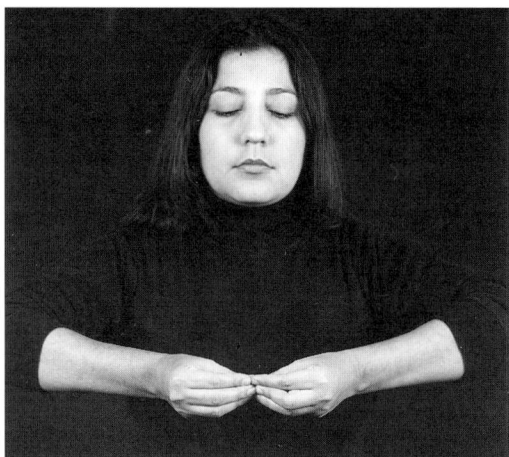

9. Spielen Sie »Mühlrad mit den Händen«: Lassen Sie die Hände, die Handflächen zu Ihnen gewandt, schnell umeinander kreisen, ohne daß sie sich berühren. ◄

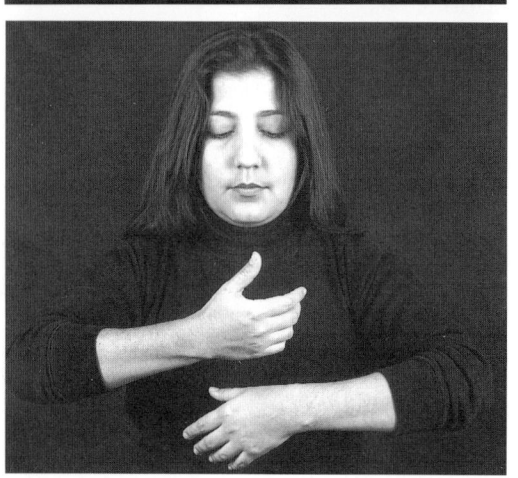

10. Falten Sie die Hände wie zum Gebet und kippen Sie sie in den Handgelenken nach rechts und nach links. ▶

11. Haken Sie die Hände hinter dem Kopf zusammen und ziehen Sie abwechselnd nach links und rechts. Diese Übung ist wunderbar bei Verspannungen der Schultermuskulatur. (▼ Mitte links und rechts)

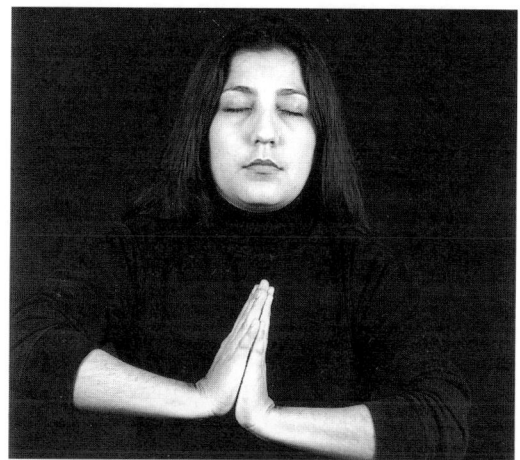

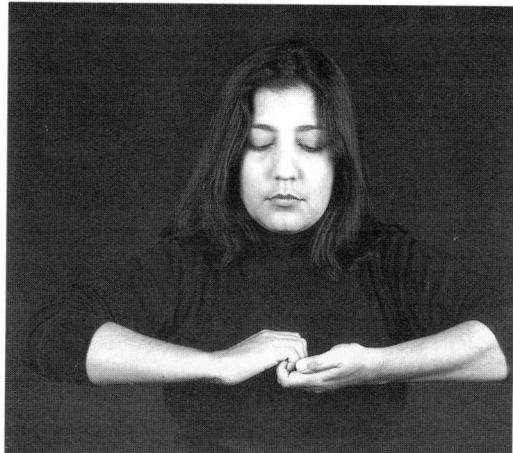

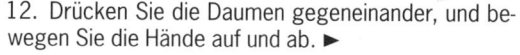

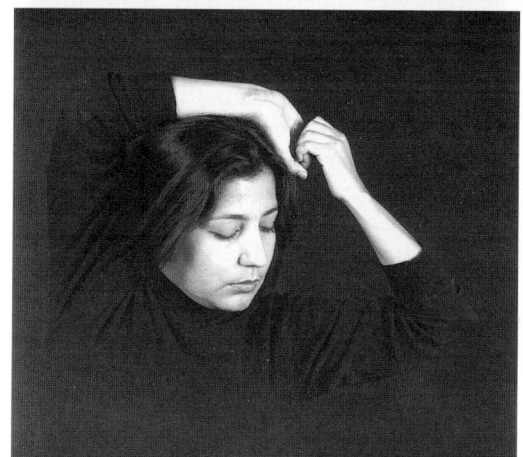

12. Drücken Sie die Daumen gegeneinander, und bewegen Sie die Hände auf und ab. ▶

Stellen Sie die Übungen nach Ihren Bedürfnissen zusammen und wiederholen Sie sie mehrfach im Laufe des Tages.

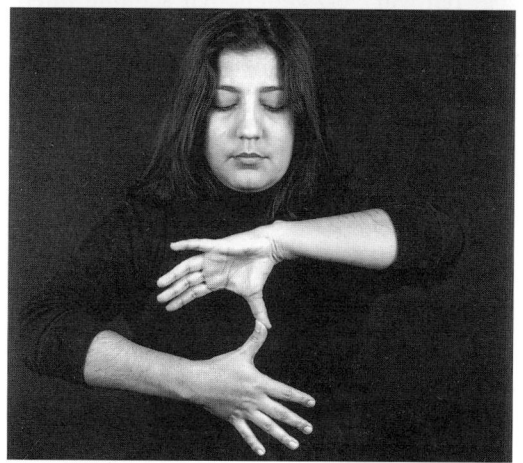

Jogging und andere Sportarten

Die verletzungsanfälligen Schwachstellen des Läufers lernte ich kennen, nachdem ich jahrelang bei Wind und Wetter durch den New Yorker Central Park und auf asphaltierten Straßen gejoggt war. An Nacken, Kreuz, Kniegelenken, Schienbeinen, Achillessehnen und Füßen bekam ich später die schmerzhafte Quittung dafür präsentiert. Heute tut es mir weh zu sehen, wie die Leute in der Illusion, ihrem Körper was Gutes zu tun, keuchend betonierte Straßen entlangrennen.

Kein Weg war mir zu hart, denn auf ihnen lief es sich schneller. Chiropraktiker warnten mich vor der Stoßwirkung auf meine Bandscheiben und rieten mir, auf Sand-, Gras- oder Waldwegen zu laufen, aber jung und unbesiegbar, wie ich war, brauchte ich den täglichen Schweiß und das Hochgefühl und bildete mir ein, zusätzliche Dehnungsübungen und Yoga würden als notwendiger Ausgleich genügen. Mit Mini- und Halbmarathonläufen bereitete ich mich auf das New York Marathon vor, bis ich mir eines kühlen Morgens, als ich in einem Shiatsu-Kurs eine Übung demonstrieren wollte, eine Muskelzerrung am Oberschenkel zuzog. Ich war verzweifelt. Ich schäme mich, es zuzugeben, aber einen Tag nach der Verletzung versuchte ich wieder zu joggen und stürzte auf die Knie. Unzählige Läufer haben versucht, mit einer Verletzung zu joggen; deswegen erwähne ich es, damit andere aus solchem Wahnsinn eine Lehre ziehen können.

Nachdem der Chiropraktiker Dr. Dick Kowal in einigen Sitzungen die tiefen Muskeln erfolgreich behandelt hatte, kaufte ich mir ein gebrauchtes Rennrad, ging in eine Gymnastikgruppe, machte mehr flotte Spaziergänge und ging öfter schwimmen – und die Umstellung bekam mir wirklich gut.

Hier sind einige Ratschläge, die ich aus langjähriger Erfahrung geben kann:

■ Achten Sie auf Warnzeichen, und treiben Sie möglichst einen Ausgleichssport, etwa in Form von Radeln, Gehen, Yoga, Tai Chi, Gewichtheben, Volleyball – was Sie mögen. Warten Sie nicht, bis eine Verletzung Sie lahmlegt. Und laufen Sie, wenn irgend möglich, auf weichem Boden, oder stellen Sie sich auf sportliches Gehen um.

■ Vergessen Sie niemals, vor und nach dem Joggen Dehnungsübungen zu machen. Steife Muskeln müssen vor allem bei kühlem Wetter durch Aufwärmübungen geschmeidig gemacht werden. Gehen Sie ein Stück, bevor Sie loslaufen.

■ Koordinieren Sie Atmung und Schrittfolge (also z. B. einatmen, 2, 3, 4 Schritte, ausatmen, 2, 3, 4 Schritte; wenn Sie schneller laufen, ist der Rhythmus einatmen, 2, 3, ausatmen, 2, 3). Bei dieser Technik werden Sie nicht keuchen und hecheln wie andere Läufer. Der Atem wird Ihnen Kraft geben, anstatt gegen Sie zu kämpfen. Sie werden sich wundern, wie ruhig Sie bleiben.

■ Integrieren Sie einige der folgenden Shiatsu-Übungen in Ihre Dehnungsübungen vor und nach dem Training. Mit der Zeit werden Sie Ihr Programm aus »Drücken und Dehnen« noch erweitern. Lassen Sie sich Zeit.

Übungen für Sportler

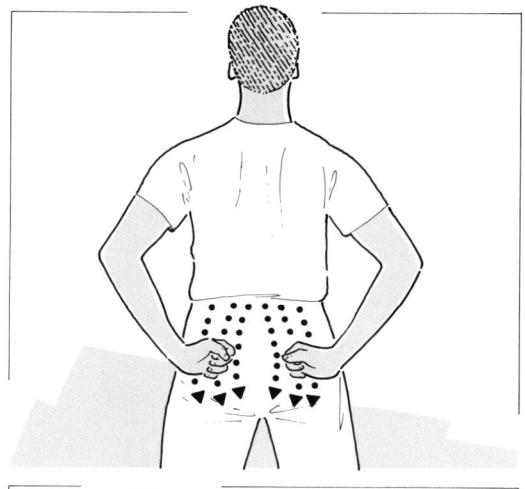

Diese Shiatsu-Übungsfolge ist vor und nach dem Joggen und jeder anderen Sportart gleichermaßen nützlich.

1. Rollen Sie die Fingerknöchel beidseits der Wirbelsäule abwärts (s. S. 40, Übung 2).

2. Bearbeiten Sie Gesäß und Kreuzbein mit den Knöcheln von oben nach unten. ◄

3. Legen Sie sich mit dem Rücken auf den Boden. Schieben Sie die Knöchel beider Fäuste unter das Kreuzbein und stellen Sie die Füße flach auf den Boden.

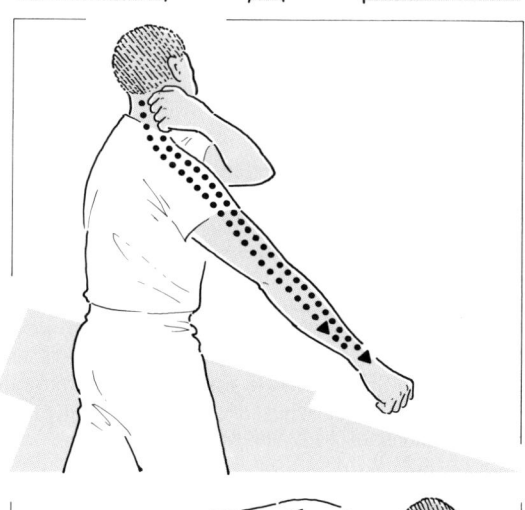

4. Bearbeiten Sie mit den Fingerknöcheln die seitliche Halspartie, die Schulter, den Arm abwärts sowie die Außenseite des Beins von der Hüfte bis zum Fuß. Beide Seiten behandeln (◄ Mitte und unten).

5. Stellen Sie einen Fuß auf einen Hocker. Kneifen Sie die Achillesferse, während Sie den Fuß heben und senken. ▼

6. Stellen Sie sich mit leicht gegrätschten Beinen hin und kreisen Sie linksherum und rechtsherum mit den Hüften.

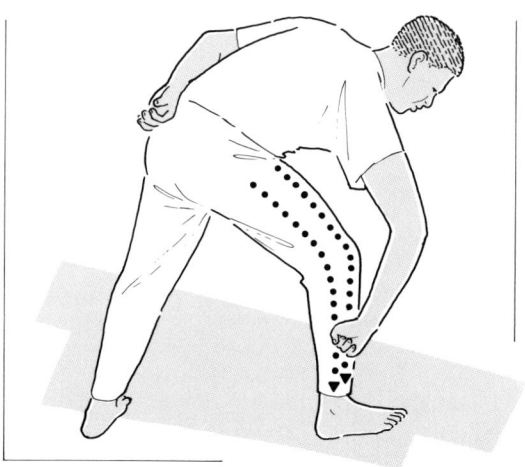

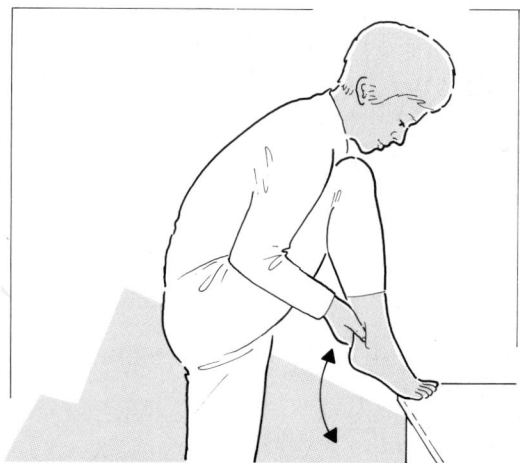

Übungen für Sportler (Forts.)

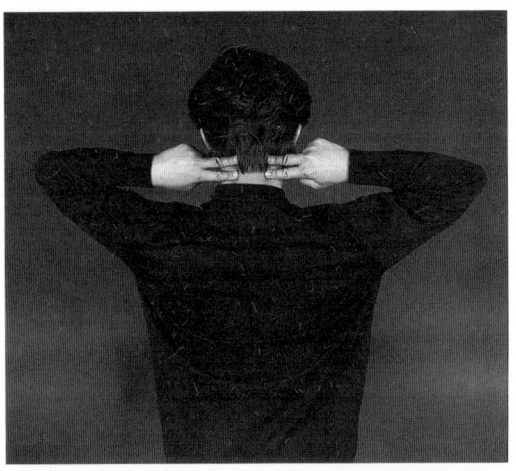

7. Spreizen Sie Zeige- und Mittelfinger beider Hände zum V und drücken Sie sie gegen den Nacken. ◄

8. Drücken Sie die Daumen unter den Rand des Hinterhauptbeins und die Finger auf den Oberkopf (siehe unter Kopfschmerzen, S. 29, Übung 6).

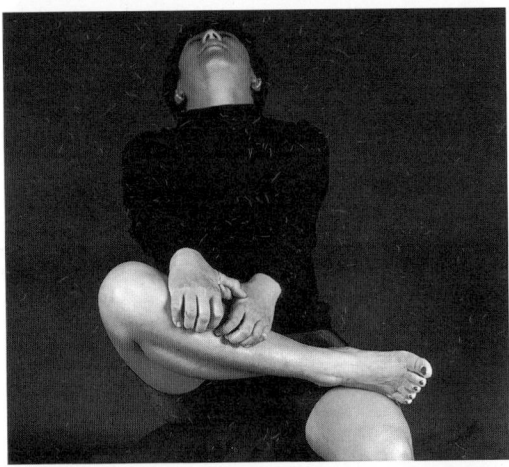

9. Legen Sie den Knöchel des einen Beines auf den Oberschenkel des anderen. Haken Sie die Fingerspitzen beider Hände unter das Schienbein, lehnen Sie sich zurück, und bearbeiten Sie es mit gestreckten Armen in Richtung Fuß. ◄

Der erste Punkt, den Sie treffen, kann besonders empfindlich sein. Er ist ein typischer Läuferpunkt. Im Orient pflegten die Reisenden vergangener Zeiten, nachdem sie große Strecken zurückgelegt hatten, diesen Punkt zu drücken, um neue Kräfte zu sammeln und ihre müden Beine zu erfrischen. Beim Joggen habe ich gelernt, warum. Dieser Punkt tut nämlich oft weh, wenn man mehr als 10 km gelaufen ist. Drücken Sie diesen Punkt, wenn Sie eine Pause einlegen, um zu trinken. (Die gleiche Region behandeln wir übrigens auch bei Menstruationsbeschwerden, siehe dort.)

10. Drücken Sie die Punkte oberhalb und unterhalb der Knie. ◄

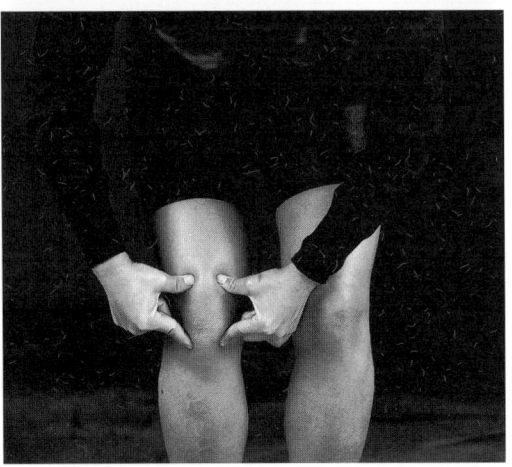

Vielflieger

Zu den bunten Erinnerungen meiner Kindheit gehören Flüge über den Atlantik. Und auch meine Arbeit als Schriftstellerin und Lehrerin ist mit häufigen transatlantischen Flügen verbunden. Vielleicht fing das alles an, als meine Mutter mit mir schwanger ging. Meine Eltern und meine damals noch kleinen Brüder erlebten 1943 auf dem Höhepunkt der Luftkämpfe über dem Atlantik im Zweiten Weltkrieg eine alptraumhafte Reise von Kapstadt nach New York auf dem berüchtigten Linienschiff »El Nil«. Von New York reisten sie dann mit der Eisenbahn nach El Paso in Texas.

Als Kind litt ich furchtbar unter Reisekrankheit, während wir ständig von einem Ort zum anderen umzogen, von Mexiko (wo ich geboren bin) in verschiedene Gegenden Nordamerikas, Europas und Afrikas, denn mein Vater war Geologe.

Bald fand ich heraus, daß mir übel wurde, wenn ich mich wie eine Katze zusammenrollte, während langsames Atmen und aufrechtes Sitzen die Übelkeit milderte. Als Erwachsene schluckte ich, vor allem bei Flügen zwischen London und dem Nahen Osten, Dimenhydrinat, ein starkes Mittel gegen Reisekrankheit und gegen das unangenehme Gefühl, nach der Ankunft noch tagelang einen halben Meter über der Erde zu schweben. Mitte der 70er Jahre, als ich meine Lebensweise auf vegetarische Ernährung, Meditation und Yoga umstellte, gewöhnte ich mir das Antiemetikum ab. Aus meiner instinktiven tiefen Atmung, die ich als Kind angewandt hatte, entstand die bewährte Methode, in bestimmten Abständen, etwa in jeder Stunde des Fluges, zehn Minuten zu meditieren und mich zu entspannen.

Heute mache ich es so, daß ich mir vor dem Eintritt in eine andere Zeitzone im Geist vorstelle, wie die Zeiger der Uhr in bezug auf die Landezeit je nachdem vorwärts oder rückwärts gehen, und noch vor der Ankunft stelle ich meine Uhr um, so daß ich den Flug gut vorbereitet hinter mir lasse.

Das »bleierne« Gefühl vermeide ich, indem ich reichlich Mineralwasser trinke (hilft gegen den Wasserverlust durch das Fliegen) und mir an Bord ein vegetarisches Essen oder einen Obstteller bestelle. Gegen Übelkeit hilft Ingwertee.

Nach meiner Ausbildung in Shiatsu Anfang der 80er Jahre begann ich, während der Flüge Übungen auszuprobieren. Wenn ich sie je Stunde 5 bis 10 Minuten praktizierte, fand ich den Flug deutlich angenehmer. Oft bitten mich Mitpassagiere, ihnen die Übungen beizubringen.

1992 entdeckte ich entzückt, daß die Fluggesellschaft British Airways den Fluggästen kleine Broschüren mit ähnlichen Übungen anbot, außerdem neben Jazz und klassischer Musik wahlweise Meditation.

Ergänzende Maßnahmen

■ Wiederholen Sie sämtliche (oder nur einige) Übungen stündlich. Dann werden Sie den Flug erfrischt und fit beenden.

■ Versuchen Sie auch aktiv zu sein, wenn Sie Ihren Bestimmungsort erreicht haben. Ein flotter Spaziergang wirkt Wunder, desgleichen Schwimmen, aber wenn das umständlich ist, machen Sie lieber eine halbe Stunde Dehnungsübungen. Wenn sich Ihr Start verzögert oder Sie stundenlang im Transitbereich eines Flughafens warten müssen, verschaffen Sie sich ordentlich Bewegung oder machen Sie an Ort und Stelle Dehnungsübungen. Die Leute werden Sie nicht für verrückt halten. Oft fühlen sie sich animiert und machen mit!

Übungen während des Flugs

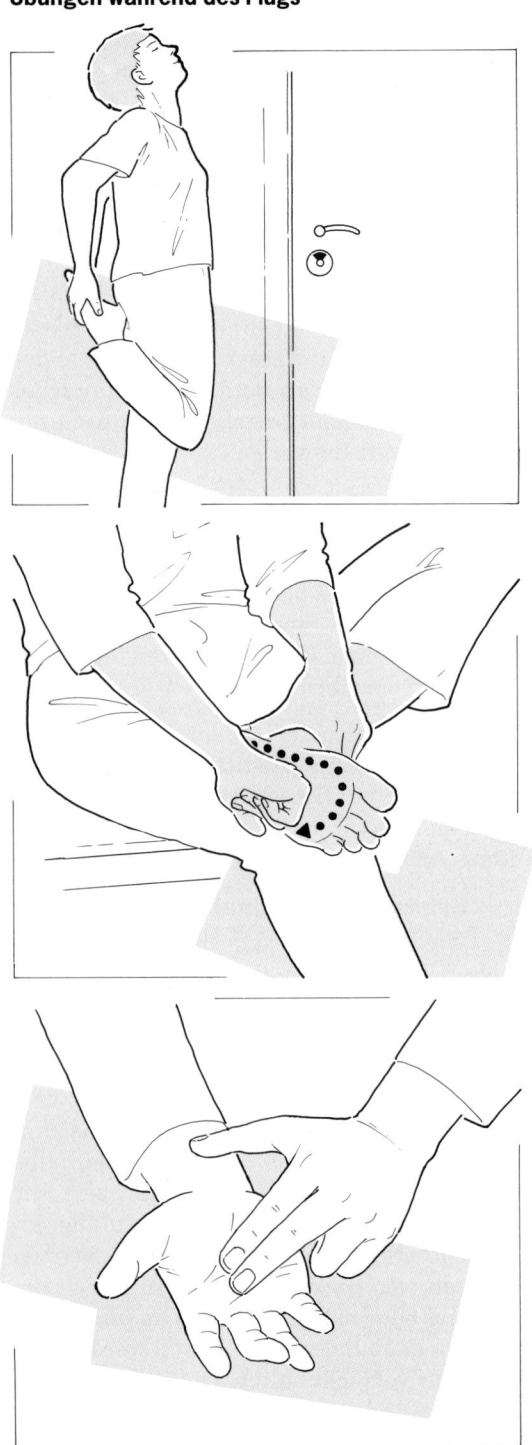

1. Wenn Sie sich während des Flugs verkrampft, unbehaglich oder wie eingesperrt fühlen, denken Sie an den Freiraum über Ihrem Kopf. Strecken Sie sich und blicken Sie nach oben. Sie werden über die Wirkung staunen.

2. Nutzen Sie die Zeit, während Sie warten, die Toilette benutzen zu können, und strecken Sie die Arme empor und drehen Sie den Oberkörper nach links und nach rechts. Dehnen Sie die Beinmuskeln, indem Sie jeweils ein Knie beugen, und hinter sich fest das Fußgelenk umfassen. ◄

3. Sobald Sie sich auf Ihrem Sitz unruhig zu fühlen beginnen, bewegen Sie den Kopf. Schauen Sie nach links, dann nach rechts, dann geradeaus. Drücken Sie mit der Hand Schulter- und Nackenmuskulatur zusammen. Drücken Sie beidseits der Wirbelsäule entlang soweit hinunter, wie Sie können. Pressen Sie Ihre Wirbelsäule möglichst fest nach unten.

4. Setzen Sie den linken Fuß auf das rechte Bein. Ziehen Sie den Schuh aus. Machen Sie eine Faust und bearbeiten Sie die Fußsohle damit im Uhrzeigersinn. Dann wiederholen Sie die Prozedur mit dem rechten Fuß. ◄
Wackeln Sie mit den Zehen und kreisen Sie mit den Füßen nach innen und nach außen.

5. Kneifen Sie die Vorderseite der Oberschenkel von der Leiste bis zu den Knien. Ziehen Sie die Knie an. Dann kneifen Sie Ihr Schienbein vom Knie abwärts bis zum Fußgelenk. Auf diese Weise lassen sich verkrampfte Beine wunderbar lockern.

6. Sollten Sie unter Flugangst leiden, legen Sie einfach eine Hand aufs Knie, mit der Fläche nach oben. Legen Sie die Finger der anderen Hand in die Handfläche, so daß der Daumen direkt unterhalb des Handgelenks zu liegen kommt. ◄

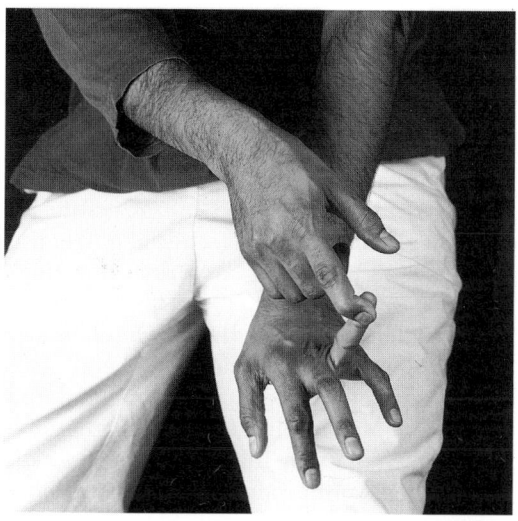 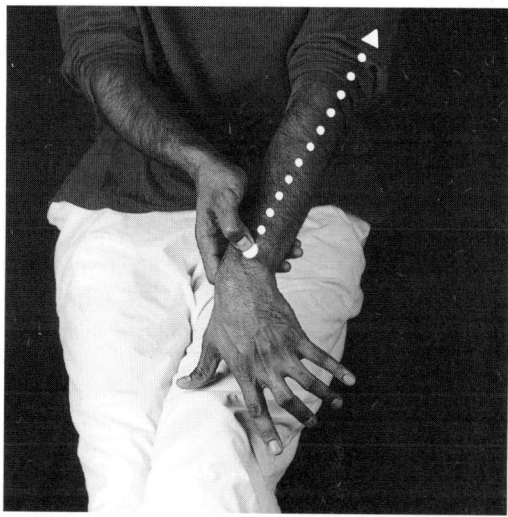

7. Legen Sie eine Handfläche auf den Oberschenkel, und heben Sie mit der anderen Hand den Ringfinger an. ▲ Denken Sie sich eine Linie, die von dem Ringfinger auf der Mitte des Arms bis hinauf zur Schulter läuft. Auf dieser Linie arbeiten Sie mit den vier Fingern der Gegenhand bis zur Schulter. ▲ Machen Sie langsam. Der Druck sollte fest und langsam erfolgen. Anschließend bearbeiten Sie den anderen Arm. Sie stimulieren auf diese Weise den Meridian, der Ihnen die Umstellung erleichtert und das Immunsystem anregt.

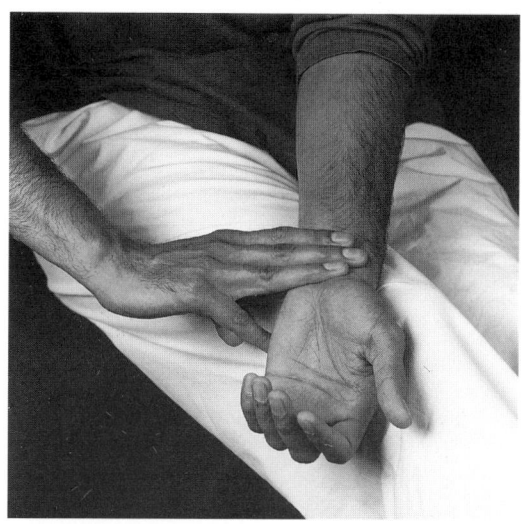 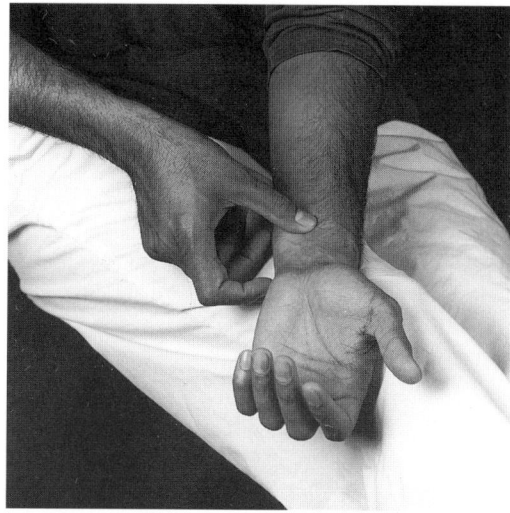

8. Falls Ihnen übel wird, drücken Sie den Punkt, der sich drei Fingerbreit unterhalb der Mitte des Handgelenks befindet (▲ links und rechts). Drücken Sie außerdem die beiden Punkte zwei Fingerbreit rechts und links vom Nabel.

■ Halten Sie sich nach der Ankunft möglichst viel im Hellen oder in der Sonne auf. Das stellt Ihre biologische Uhr wieder richtig ein. Hören Sie auf, sich vorzusagen: »Oh, jetzt ist es zwei Uhr früh in New York, oder neun Uhr abends in London«, während Ihr Körper eifrig bemüht ist, sich an die Ortszeit anzupassen. Flüge von den USA nach Europa finden häufig nachts statt; frühstükken Sie daher, nachdem Sie Ihre Übungen absolviert haben – und wenn Sie sich nur ein halbes Croissant und ein heißes Getränk hineinquälen –, um in den Rhythmus der neuen Zeitzone zu gelangen. Wenn Sie dagegen von Europa nachmittags in die Vereinigten Staaten fliegen, machen Sie die Übungen, um möglichst lange wachzubleiben, essen Sie etwas Leichtes (vielleicht einen kleinen Salat) zum Nachtmahl – dann werden Sie wahrscheinlich die ganze Nacht schlafen.

■ Trinken Sie unterwegs (und am Zielort) reichlich Mineralwasser, essen Sie vollwertige Lebensmittel, frisches Obst und Gemüse. Naturjoghurt ist äußerst bekömmlich und bewirkt, daß die Verdauungsorgane die Umstellung auf örtliche Ernährungsweise gut verkraften. Vor vielen Jahren erfuhr ich das von einem jungen griechischen Arzt auf der Insel Skyros, und es wirkt tatsächlich immer.

■ Vermeiden Sie, in Ihrem Hotelzimmer herumzugammeln und sich etwa beim Fernsehen zu entspannen. Sie bringen damit nur Ihre biologische Uhr durcheinander und brauchen dann Tage, bis Sie sich an die Ortszeit gewöhnt oder den Kulturschock verkraftet haben.

Probieren Sie diese Übungen oder auch nur einen Teil davon aus, und vergleichen Sie, um wieviel besser Sie sich bei Ihrer nächsten Flugreise fühlen werden.

Teil 3
Shiatsu für Gesundheit und Wohlbefinden

Shiatsu für die Familie

Es macht mir Freude, wenn die Kursteilneh-mer/innen einiges von dem, was sie bei den Workshops gelernt haben, in ihre Familien hineintragen, also an ihrem Lebensgefähr-ten, den Kindern oder älteren Angehörigen anwenden. Als Empfangende wie auch als Gebende sind Kinder besonders empfäng-lich für Shiatsu und die damit verbundenen Dehnungstechniken. Einige der Griffe las-sen sich auch bei Haustieren anwenden. Eine meiner früheren Schweizer Kursteil-nehmerinnen, Christine Urben, machte die Erfahrung, daß einzig und allein Shiatsu und einige passive Rotationsübungen im-stande waren, die Schmerzen und die Stei-figkeit der Hüfte bei ihrem Berner Senn-hund zu lindern. Andere berichteten über gute Ergebnisse mit Shiatsu bei der Locke-rung verspannter Muskeln bei Reitpferden und bei der Gesundheitspflege von Katzen und Meerschweinchen.

Innerhalb der Familie stimmen schon die einfachsten Formen der Dehnung und der Behandlung von Druckpunkten Sie auf das Wesen von Shiatsu als Hausmittel zum Vorbeugen und Heilen von Krankheiten ein. Einige Grundtechniken können Sie auch nutzen, wenn Sie einen kranken oder behinderten Angehörigen zu Hause pflegen.

Scheuen Sie sich nicht, ein bißchen zu experimentieren. Benutzen Sie die folgen-den Übungen als groben Leitfaden, und freuen Sie sich an den neuen Techniken, die dabei oft ganz spontan entstehen.

Wenn Sie Ihrem erkrankten Lebensge-fährten oder Ihrem kranken Kind helfen wollen, bearbeiten Sie sehr ausgiebig, aber langsam, gleichmäßig und sanft seine Hän-de und Füße.

Spielerische Übungen zum Aufwärmen

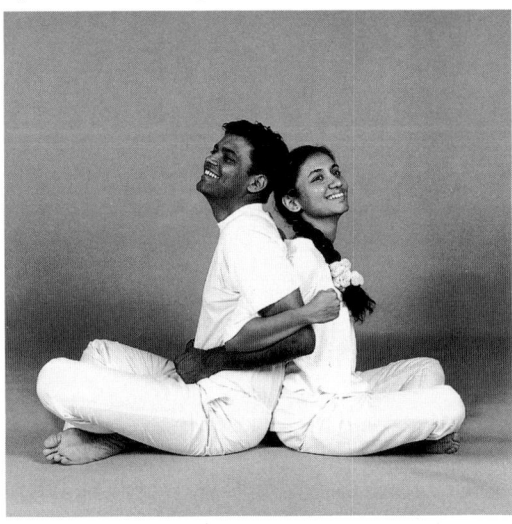

1. Ob Sie mit Ihrem Partner, Ihrem Kind oder mit der ganzen Familie üben, es macht großen Spaß, hintereinander (wie eine Eisenbahn) oder Rücken an Rücken zu sitzen. Falls Sie mit dem Rücken zueinander sitzen, dann bitte so dicht wie nur möglich! Die Beine können gestreckt oder im Schneidersitz sein, je nach dem, was Sie bequemer finden. Haken Sie die Arme unter, und dann neigen Sie sich vor und zurück, vor und zu-rück, schön langsam und gleichmäßig. Dabei spüren Sie eine angenehme Dehnung wie ein Bogen. Auf diese Weise lassen sich Rücken- und Schulterverspannun-gen wunderbar lösen. ▲

Beim Hintereinandersitzen entdecken Sie einige hüb-sche Varianten, beispielsweise die Füße an die Schul-tern des Vormanns zu legen und dann an seinem Rük-ken mit den Füßen oder Knöcheln runterzuspazieren (▶ oben). *Bitte dran denken: Es darf kein Druck auf die Wirbelsäule ausgeübt werden.*

2. Hände gegeneinanderlegen, vor und zurück, seit-wärts und kreisförmig bewegen.

3. Füße gegeneinander. Sie liegen mit erhobenen Bei-nen auf dem Rücken, die Füße gestreckt und gegenein-andergepreßt. Sie müssen genügend Abstand zwi-schen sich haben, damit Sie die Beine frei bewegen können: zurück und vor, zurück und vor, Beine parallel, Beine abwechselnd und Beine kreisend wie ein Fahr-rad. Fabelhaft zur Lockerung, wenn Rücken, Schultern und Beine steif sind. Wenn Sie erst den richtigen Rhyth-mus gefunden haben, werden Ihre Beine alle mögli-chen Bewegungsmuster vollführen.

4. Füße auf die Schulter. Sie sitzen auf einem Stuhl und bitten Ihren Partner, sich vor Sie auf den Boden zu

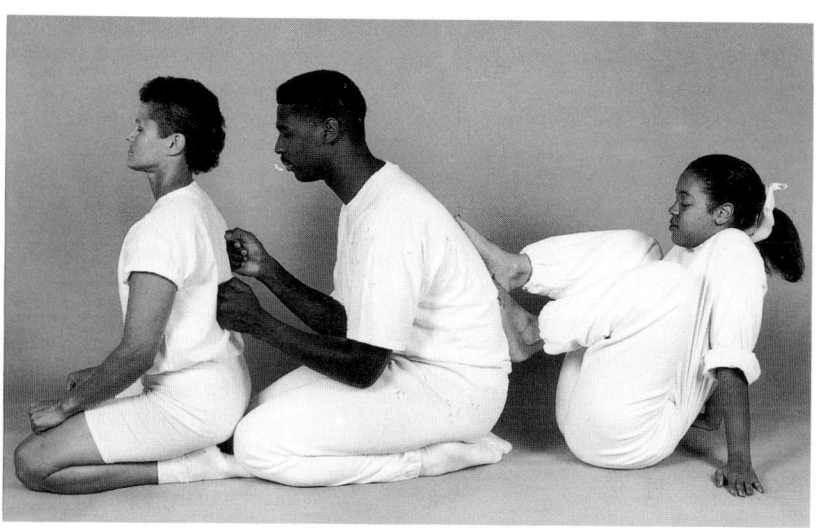

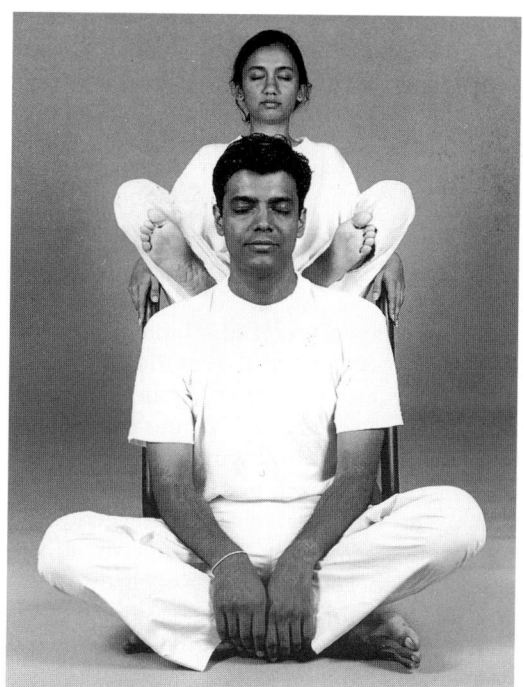

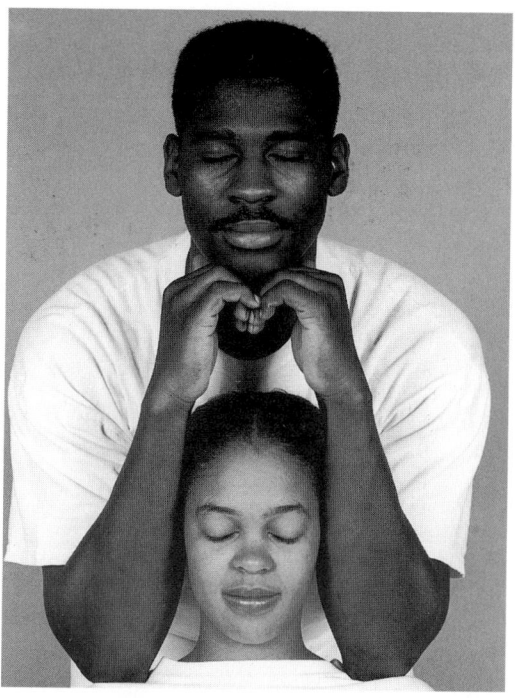

setzen. Stellen Sie Ihre Füße oder Fersen auf seine Schultern. Wunderbar, wenn die Schultern des Partners verspannt sind. ▲

5. Sie können auch versuchen, die verspannten Schultern Ihres Partners mit den geballten Fäusten, mit den Daumen oder mit den Ellbogen zu bearbeiten. ▲

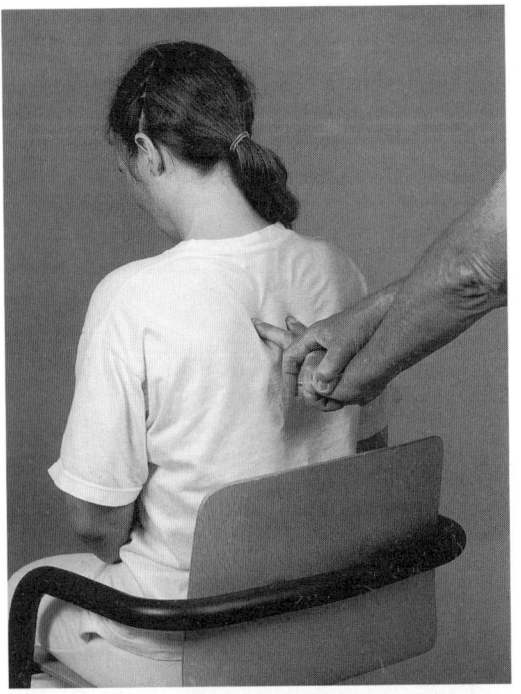

Nach dem Aufwärmen probieren Sie folgende **Übungen mit verschiedenen Varianten**

1. Spreizen Sie Mittel- und Zeigefinger zu einem V und streichen Sie damit beidseits der Wirbelsäule Ihres Partners abwärts.

Dann denken Sie sich zu beiden Seiten der Wirbelsäule je in einer Reihe angeordnete Punkte. Nun drücken Sie mit dem V oder mit beiden Daumen jeweils zwei Punkte (◄ oben). Druck mit dem V an den unteren Rand des Hinterhaupts hilft gegen Kopfschmerzen (◄ unten). Üben Sie niemals direkten Druck auf die Wirbelsäule aus. Mit den V-förmig gespreizten Fingern bearbeiten Sie den Rücken des Partners, der sitzen, liegen oder die Embryostellung einnehmen kann.

Kinder lassen sich gut behandeln, während sie bäuchlings auf einem dicken Gymnastik- oder Sitzball liegen. Das macht beiden Partnern großen Spaß und bewirkt eine ordentliche Dehnung.

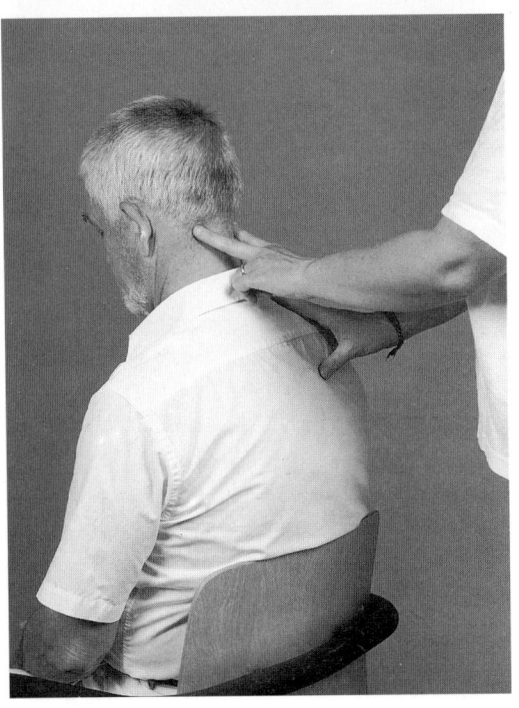

Die Shiatsu-Arbeit an Händen und Füßen sollten Sie in Ihrer Familie so oft wie möglich praktizieren. Sie ist eines der wunderbarsten Geschenke, die man empfangen oder geben kann, und wurde in vielen verschiedenen Kulturen seit Generationen als klassische Form der Krankheitsverhütung angewandt. Wenden Sie Shiatsu allwöchentlich an Händen und Füßen an, dann werden Sie schließlich die Technik beherrschen, wenn Sie einmal kranke Angehörige, den Lebenspartner, ein Kind oder Freunde pflegen, jemanden im Krankenhaus besuchen oder einen geliebten Menschen beim Sterben begleiten wollen.

2. Bearbeiten Sie den Rücken (ohne direkten Druck auf die Wirbelsäule auszuüben), das Gesäß und die Beine abwärts mit den Fußsohlen oder den Ellenbogen. ▶

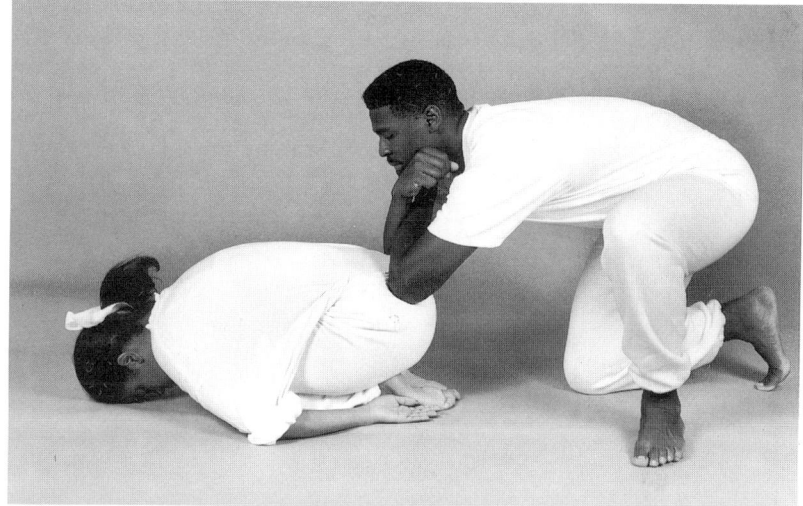

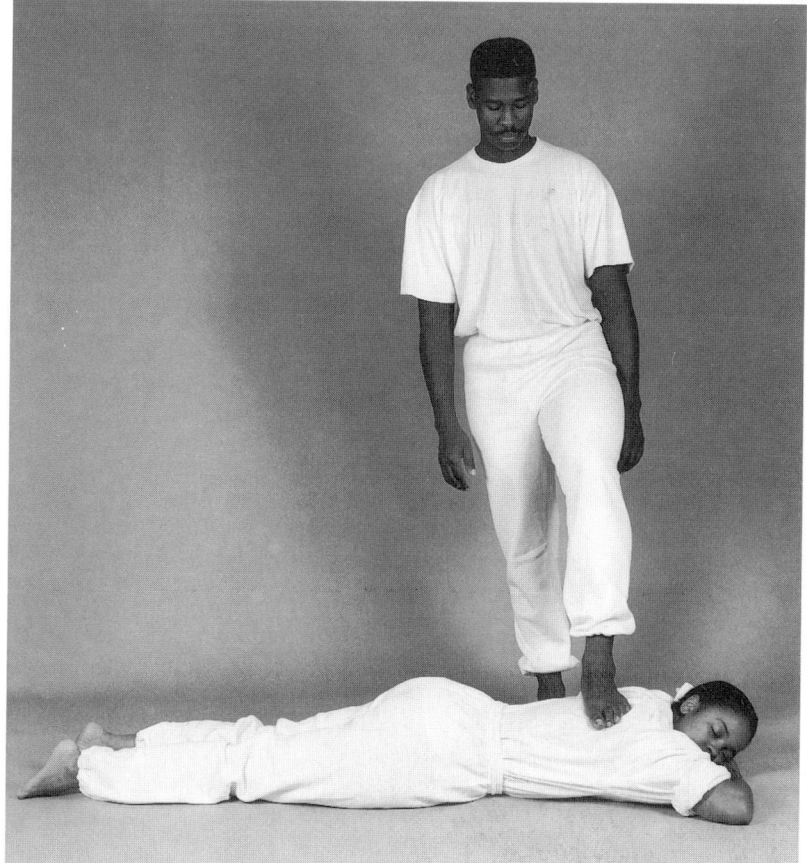

Übungen an den Füßen

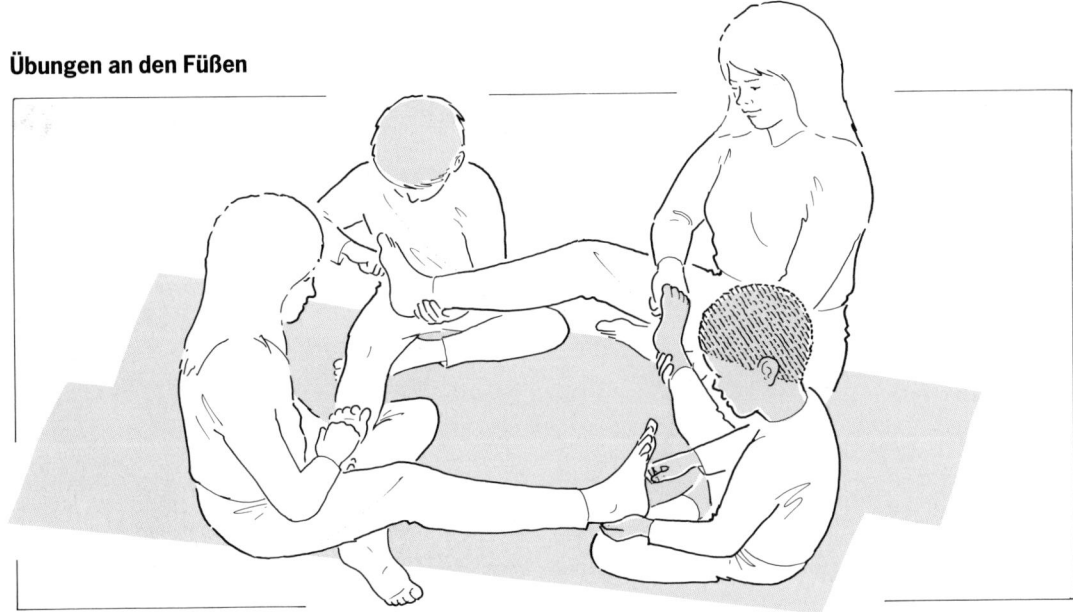

1. Setzen Sie sich im Kreis auf den Boden. Legen Sie Ihren rechten Fuß auf den Oberschenkel des Mitspielers, der rechts neben Ihnen sitzt; jeder hält also einen rechten Fuß, später wird gewechselt. Korrigieren Sie Ihre Haltung, bis alle bequem sitzen. Geben und nehmen Sie gleichzeitig. Sie können auch nur zu zweit einander gegenübersitzen (▲ und ▼ unten).

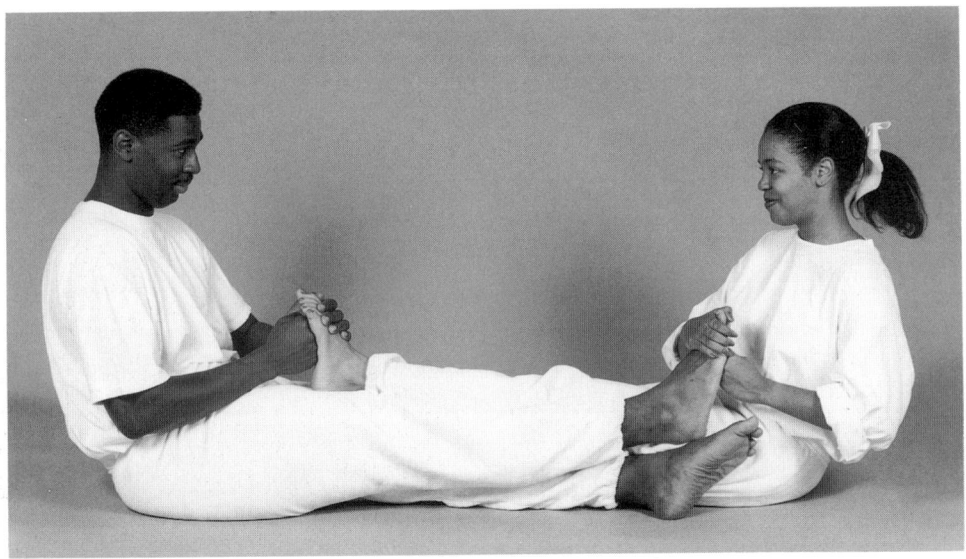

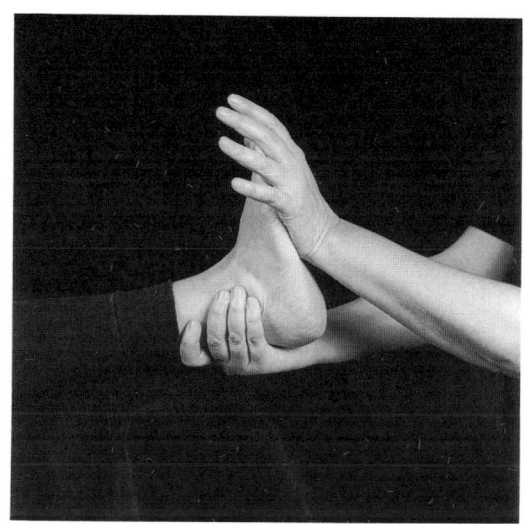
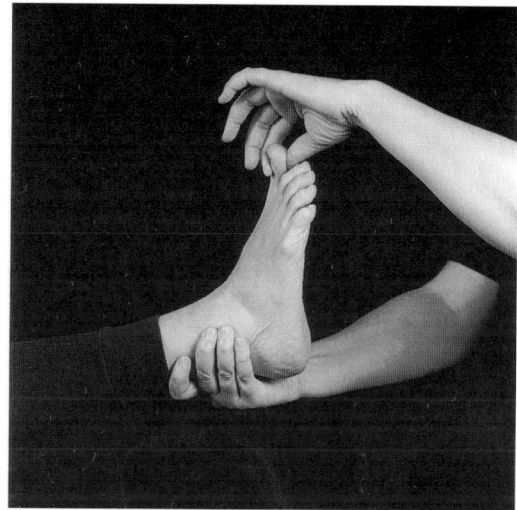

2. Halten Sie den Fuß des Partners mit der einen Hand und vollführen Sie mit der anderen kreisende Bewegungen im Gelenk (▲ links). Ziehen Sie nacheinander die Zehen lang (▲ rechts).
Drücken Sie an jedem Zeh von unten auf das Grundgelenk (▼ links).

Bearbeiten Sie die Fußsohlen mit der Daumenkuppe oder den Fingerknöcheln im Uhrzeigersinn (▼ rechts).

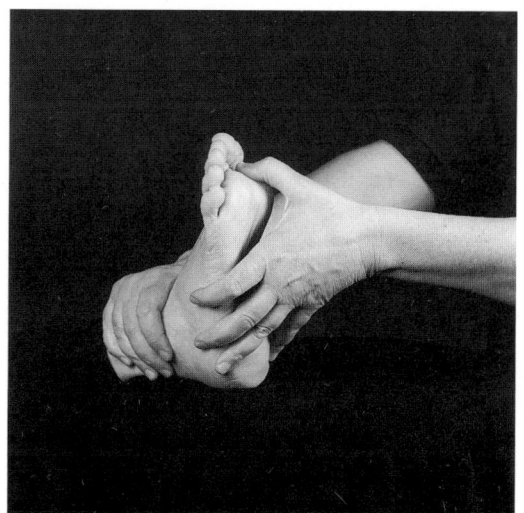
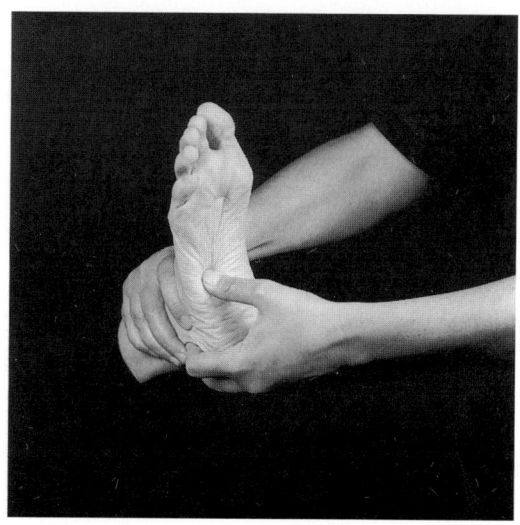

Übungen an den Händen

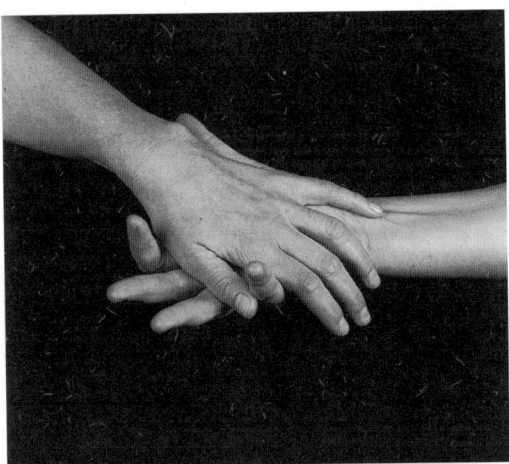

1. Wenn Sie jemanden beruhigen wollen, lassen Sie seine Handfläche auf Ihrer Handfläche ruhen.

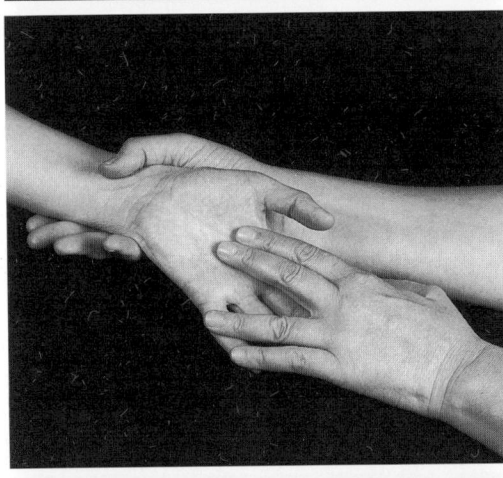

2. Dann legen Sie Ihre Finger auf seine Handfläche, Ihren Daumen an sein Handgelenk.

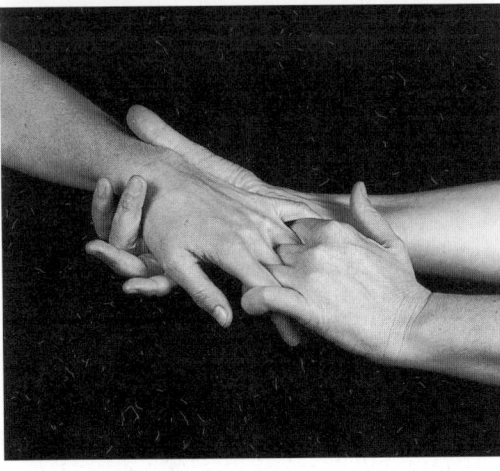

3. Verschränken Sie die Finger, drücken Sie kräftig und ziehen Sie. Dann ziehen Sie an jedem einzelnen Finger.

4. Beugen und drehen Sie das Handgelenk langsam und gleichmäßig in beide Richtungen.

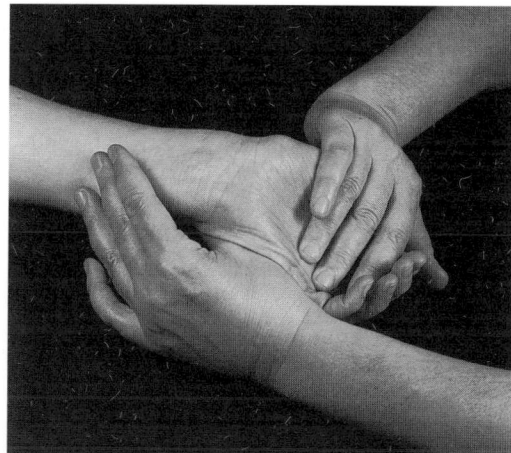

5. Bearbeiten Sie die Handfläche mit beiden Daumen.

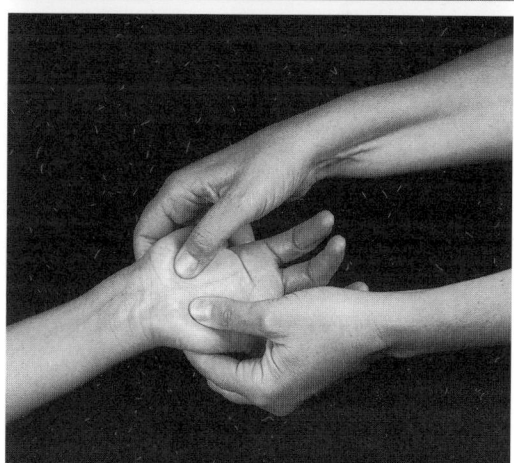

6. Bearbeiten Sie die Zwischenräume der Mittelhand-knochen vom Handgelenk zu den Fingern hin.

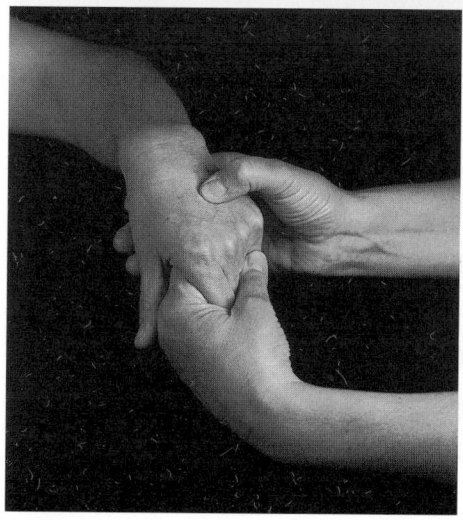

Partnerübungen bei Menstruationsbeschwerden

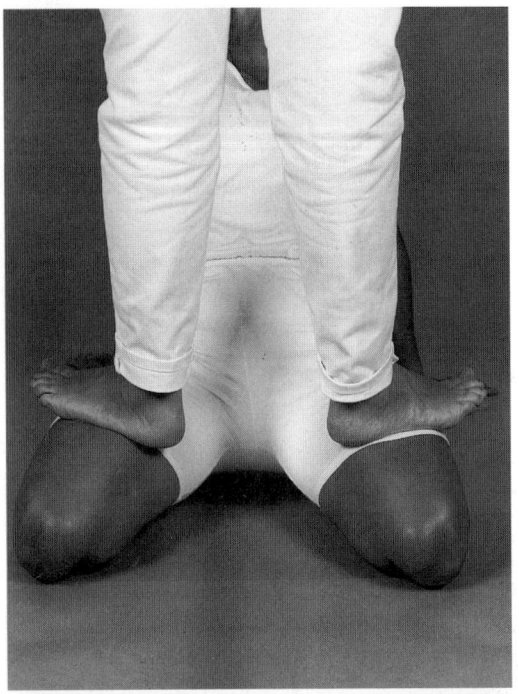

1. Sie knien sich auf den Boden, setzen sich auf Ihre Fersen und stützen sich rückwärts mit den Händen ab. Ihr Partner legt die Hände auf Ihre Schultern und geht mit nach außen gestellten Füßen wie Charlie Chaplin an Ihren Oberschenkeln aufwärts. Unterlassen Sie diese Übung, wenn Sie an Kniebeschwerden leiden. ◄

2. Legen Sie sich auf den Rücken und ziehen Sie die Knie an. Ihr Partner drückt Ihre Knie gegen Ihre Brust (▼ links).

3. Ihr Partner drückt gleichzeitig den Punkt unterhalb der Knie und den Punkt vier Fingerbreit oberhalb des Knöchels an der Innenseite des Beins. ▼
(Siehe auch Abschnitt über Shiatsu-Selbstbehandlung bei Menstruationsbeschwerden S. 48.)

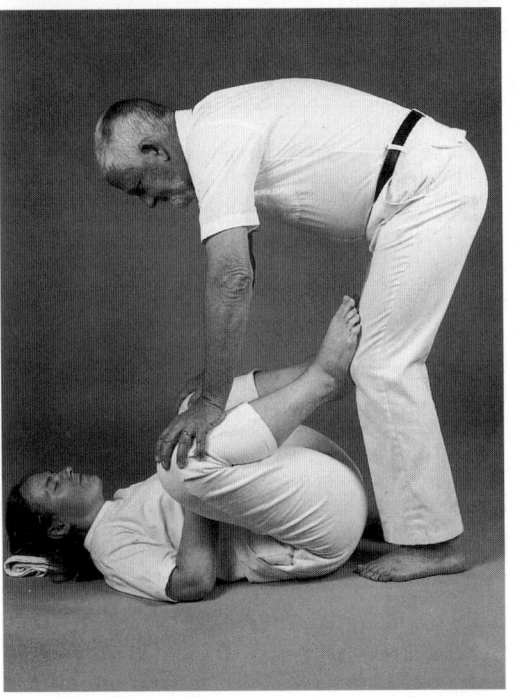

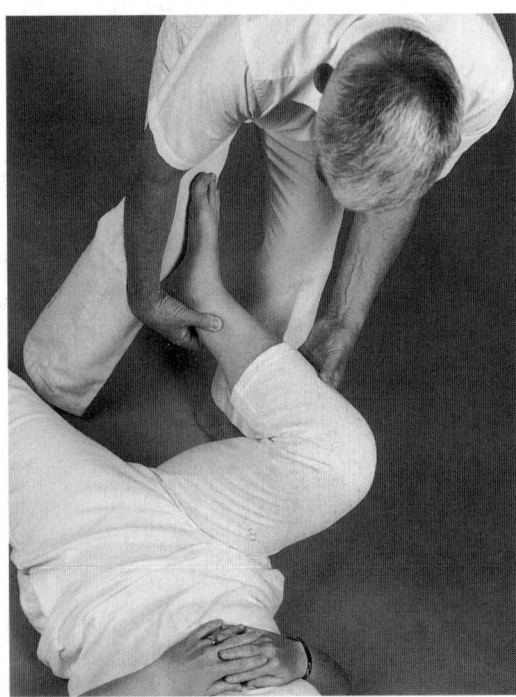

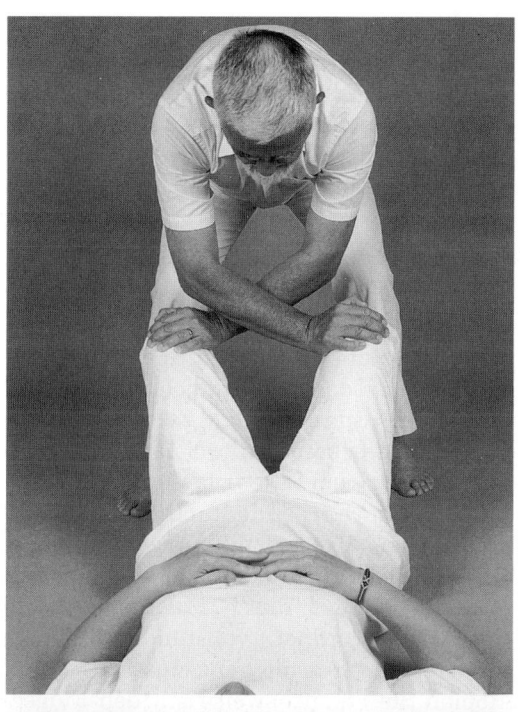

4. Legen Sie sich auf den Rücken und stellen Sie die Füße auf. Mit gekreuzten Händen drückt Ihr Partner die Innenseite Ihrer Knie nach außen, während Sie Gegendruck ausüben. Der Partner läßt dann plötzlich mit den Händen los. Oft lassen sich auf diese Weise sehr rasch krampfartige Schmerzen beheben. ◄

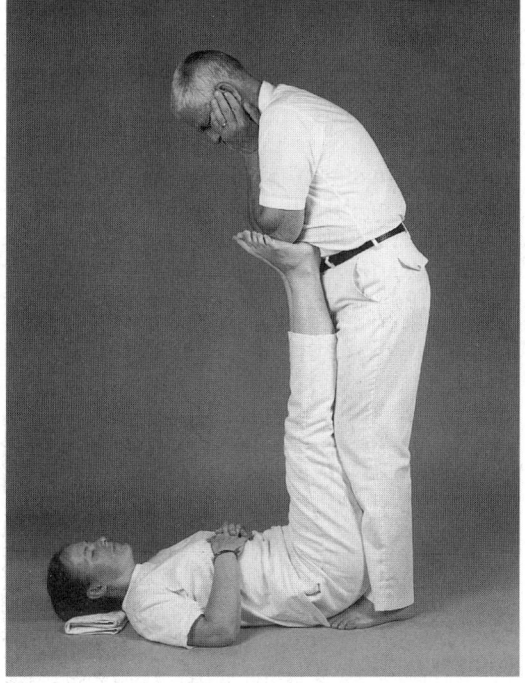

5. Ihr Partner stützt Ihre erhobenen gestreckten Beine und läßt seine Ellbogen auf Ihren Füßen ruhen. Sehr lindernd bei Menstruationsbeschwerden und Kreuzschmerzen. ◄

Schwangerschaft, Wehen und Entbindung

Während der Schwangerschaft ist regelmäßiges Shiatsu ein wunderbares Verfahren zur Entspannung und zur Besserung von Rückenschmerzen, Schwäche in den Beinen, Verstopfung und morgendlicher Übelkeit. Auch wenn die Wehen sehr lange dauern sowie im Kreißsaal ist Shiatsu eine wirksame Hilfe. Ich habe vielen Frauen im Verlauf ihrer Schwangerschaft und Entbindung geholfen und von jeder einzelnen Schwangeren und vor allem von den Hebammen, die an meinen Kursen teilnehmen, immer wieder Neues gelernt.

Sollten Sie keine Möglichkeit haben, Shiatsu von einer kompetenten Lehrerin zu erlernen, können Sie mit Ihrem Mann, Ihrem Lebensgefährten oder einer Freundin bereits von ein paar einfachen Griffen profitieren und um eine gemeinsame Erfahrung bereichert werden. Üben Sie Shiatsu fleißig während des gesamten Schwangerschaftsverlaufs, dann fällt es Ihnen leichter, die Methode während der Wehen und während der Geburt anzuwenden.

Selbstverständlich ist die regelmäßige körperliche Aktivität eminent wichtig, und gegen Ende der Schwangerschaft wird Schwimmen besonders wohltuend sein. Eine meiner Schweizer Schülerinnen, die Hebamme Annemarie Kalasek in Frauenfeld, lud meine Kollegin Erika Bringold und mich zu einem Kurs ein, den sie für Schwangere in der Schwimmhalle des Universitätsspitals (das Lehrkrankenhaus von Zürich) veranstaltete. Sie führte bei den Frauen eine Shiatsu-Unterwasserbehandlung des Rückens durch. Während die Frauen mit dem Gesicht nach oben auf dem Wasser lagen, wurden sie von ihr mit den Knöcheln unter dem Kreuzbein abgestützt, um Kreuzschmerzen zu lindern. In langsamen, anmutigen Kreisen zog sie die Frauen an den Hän-

den über das Wasser und lehrte sie dann geeignete Atemtechniken. Das Erlebnis in der Gruppe war nicht nur lehrreich, sondern die Frauen hatten dabei auch eine Menge Spaß.

Sollten Sie rauchen oder Alkohol trinken – bitte bemühen Sie sich nach Kräften, während der Schwangerschaft darauf zu verzichten und eine rauchfreie Umgebung zu schaffen – das sind Sie sich und dem ungeborenen Kind schuldig. Falls Sie abnorme Gelüste bekommen (oft nach Süßigkeiten oder salzigem Essen), lassen Sie kontrollieren, ob Ihr Körper dadurch auf einen Vitamin- oder Mineralstoffmangel aufmerksam machen will, und sorgen Sie dafür, daß etwaiger Mangel durch Maßnahmen, die Ihr Arzt verordnet, vollständig beseitigt wird. Leiden Sie morgens unter Übelkeit, klopfen Sie versuchsweise mit den Fingerspitzen Ihr Brustbein ab. Probieren Sie, ob Sie Haferkornkekse oder salzarme, mit Backpulver gebackene Cracker vertragen.

Viele Frauen sind bis in die letzten Tage ihrer Schwangerschaft körperlich sehr aktiv – sie machen Yoga, radeln, schwimmen, üben sich in Tai Chi oder sonstigem. Besonders nützlich sind Übungen, bei denen die Innenseiten der Oberschenkel gedehnt und nach außen rotiert werden.

Frauen, die sich in den letzten Wochen aus irgendwelchen Gründen körperlich schonen müssen, können immerhin ihr Ki, die Energie, stimulieren, indem sie Hände und Füße spielerisch mit Kieselsteinen (s. S. 43) arbeiten lassen.

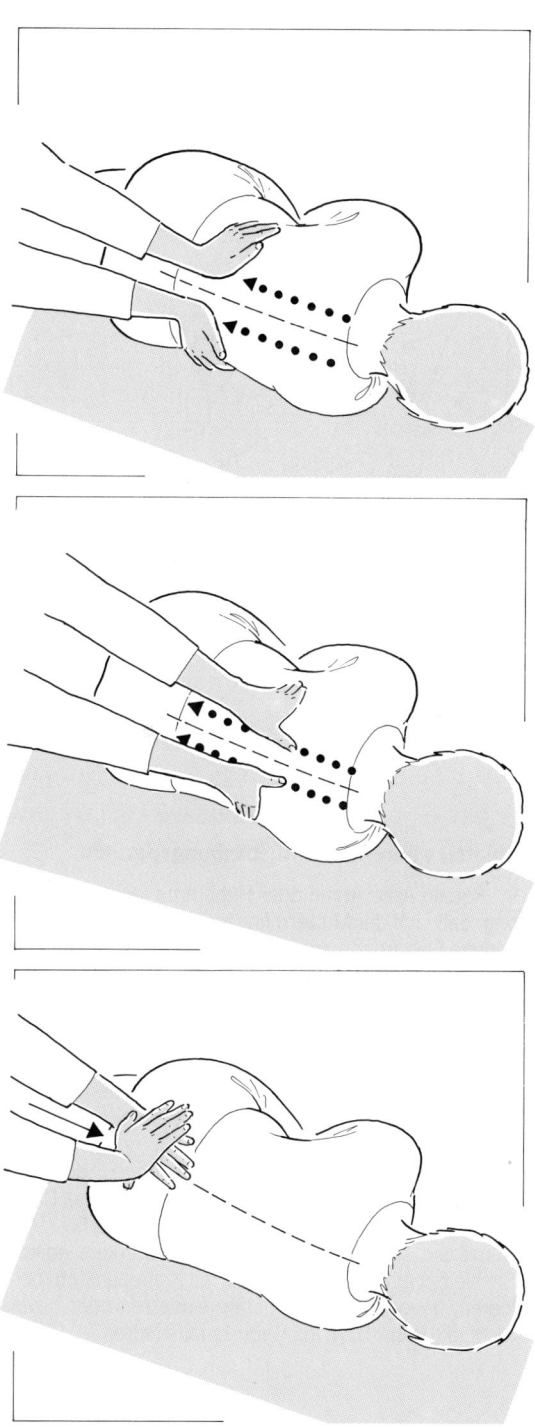

Die Anleitungen richten sich an Partner, Partnerinnen, Freunde, Freundinnen.

Shiatsu für Schwangere

1. Bearbeiten Sie den Rücken der Schwangeren, die auf der Seite liegt, vom Nacken abwärts, indem Sie erst mit den Handflächen (◄ oben), dann mit den Daumen (◄ Mitte) Punkte beidseits der Wirbelsäule drücken. Legen Sie Ihre Hände (oder Fußsohlen) an ihr Kreuzbein (◄ unten). Die letztere Maßnahme wirkt sehr entspannend bei Kreuzschmerzen.

2. Um übermüdete oder schmerzende Beine vor allem gegen Ende des Tages zu entlasten, legen Sie Ihre Hände beidseits an das Fußgelenk der Schwangeren und streichen am Bein aufwärts zum Oberschenkel und um die Hüfte. Die Hand auf der Innenseite des Beines quert dabei den Oberschenkel und trifft dann auf die außen entlanglaufende. Bearbeiten Sie anschließend das andere Bein.

3. Behandeln Sie möglichst gründlich Füße und Hände der Schwangeren (siehe die Ausführungen über Shiatsu für die Familie, S. 76–79).

4. Legen Sie der Schwangeren sanft Ihre Hände auf den Leib, und führen Sie behutsam Kreise im Uhrzeigersinn durch. Dabei führt immer die rechte Hand, die unter die linke geschoben ist. Wirkt sehr besänftigend und vertieft die Bindung zwischen der künftigen Mutter, dem Baby und dem Helfer/der Helferin.

Shiatsu während der Eröffnungsperiode

5. Wenden Sie weiterhin die Rückengriffe an, die Sie während der letzten Schwangerschaftsmonate beherrschen gelernt haben. Gehen Sie während, nach und zwischen den Wehen mit den Handflächen oder Daumen zu beiden Seiten der Wirbelsäule rückenabwärts. Die Wehen können sich über vier bis 48 Stunden hinziehen.
Je nachdem, welche Atemtechnik die Entbindende anwendet (tiefe Atmung oder, wie bei der Methode von Lamaze, »Hecheln«), wird sie Ihnen sehr bald sagen können, was ihr während einer Wehe lieber ist: daß Sie ihr den Rücken bearbeiten oder ihr nur mit beiden Händen die obere, mittlere Partie des Rückens oder den Lenden- oder Kreuzbereich abstützen. Liegt die Gebärende in Seitenlage auf dem Boden oder Bett, können Sie verhindern, daß Ihre Hände ermüden oder steif werden, indem Sie – speziell im Kreuz-Lenden-Bereich – Ihre Füße oder Ellbogen einsetzen.

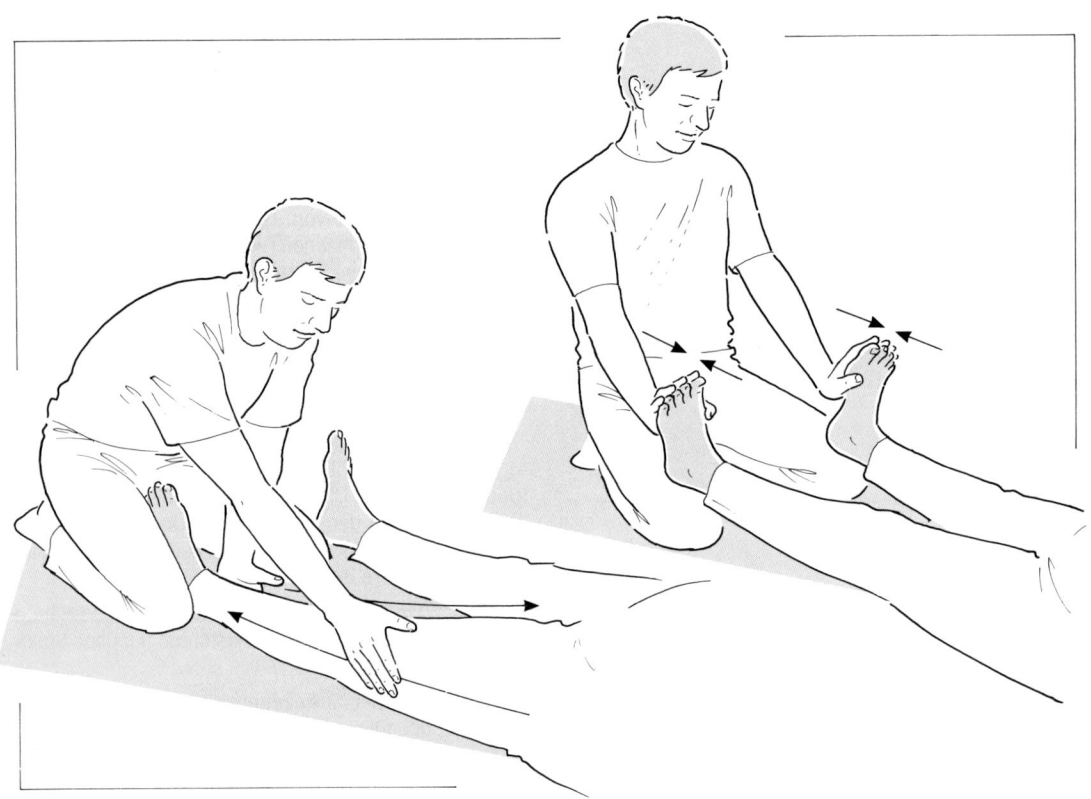

6. Zwischen den Wehen bearbeiten Sie gewissenhaft die Füße und das Kreuz.

7. Damit die Energie ständig durch die Beine flutet, legen Sie der Gebärenden eine Hand an die Innenseite des Fußgelenks, die andere an die Außenseite des Knies und streichen rasch und rhythmisch in entgegengesetzten Richtungen (stets an der Innenseite aufwärts, an der Außenseite abwärts) über die Beine. Wenden Sie diese Bewegung mehrere Male an, um eine harmonische Koordination zu erreichen. Dann wiederholen Sie sie am anderen Bein (▲ links).

8. Bei einer Hausgeburt oder wenn die Frau die Klinik möglichst spät aufsuchen will, wird sie umhergehen, sich hinhocken oder an Sie hängen, auf allen vieren kriechen und unzählige Körperhaltungen einnehmen, um sich Erleichterung oder Schmerzlinderung zu verschaffen. Machen Sie einfach mit. Vielleicht findet sie es auch hilfreich, sich auf einen Hocker zu setzen (und auf einen Tisch zu stützen), während Sie ihr fest die Gesäßbacken drücken.

Shiatsu während der Austreibungsperiode

9. Sobald Arzt, Ärztin oder Hebamme festgestellt haben, daß sich der Muttermund weit genug geöffnet hat und die Gebärende anfangen darf, bei den Wehen mitzupressen, können Sie helfen, indem Sie mit Ihren Händen oder Handknöcheln Gegendruck gegen ihre Füße anwenden (▲ rechts).

10. Drücken Sie die Punkte direkt unterhalb des Knies an der Außenseite und vier Finger breit oberhalb des Knöchels an der Innenseite des Beins (► rechts, s. auch S. 48, Übung 4).
Drücken Sie außerdem, so fest Sie können, den kleinen Zeh (speziell an der Außenkante des Nagels). Drücken Sie die Punkte auf der Mitte jeder Schulter.
Damit Sie sich diese Punkte besser merken, sollten Sie sie mit einem Farbstift oder mit Klebepunkten markieren, bevor die Wehen richtig einsetzen oder bevor Sie in die Klinik bzw. ins Geburtshaus fahren.

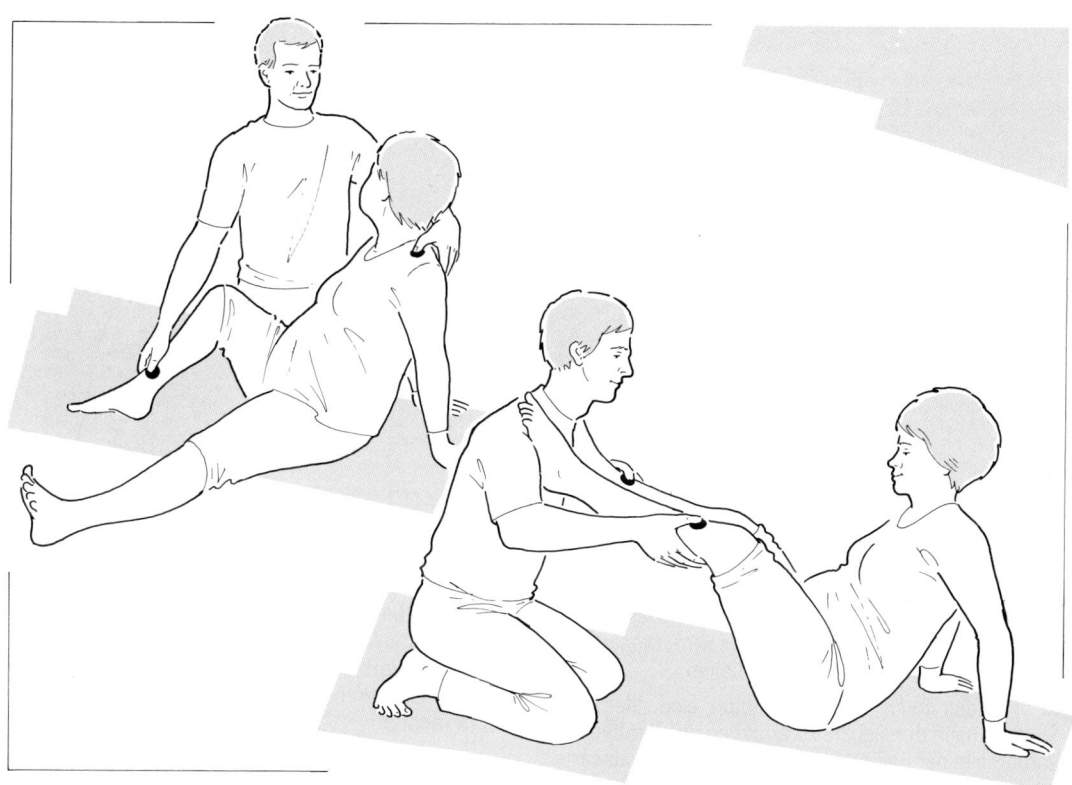

11. In der Schlußphase, wenn im Kreißsaal der anstrengendste Teil der Geburt beginnt, drücken Sie diese Punkte intensiv. Falls der betreuende Arzt oder die Hebamme eine Geburt in Hockstellung, was die natürlichste Gebärposition ist, nicht ermöglichen können und die Gebärende mit angehobenen Beinen liegen muß, bearbeiten Sie die Beinpunkte, während sie Ihnen ihre Füße gegen die Brust oder die Schultern stemmt (oder sie stemmt ein Bein gegen Sie und das andere gegen eine Person auf der anderen Seite des Bettes).

12. Sie können auch hinter ihr sitzen, sie stützen und die Punkte auf ihren Schultern drücken.

13. Setzen Sie sich so, daß Sie gleichzeitig den Punkt auf der Schulter und den Punkt oberhalb des Innenknöchels am Bein drücken können (▲ links).

14. Falls Hämorrhoiden ihr zu schaffen machen und sie beim Pressen behindern, können Sie die Schmerzen betäuben, indem Sie eine Eispackung unter den After halten.

15. Zwischen der eigentlichen »Krönung« (wenn der Scheitel des Kindes im eröffneten Muttermund sichtbar wird) und der Geburt des Körpers drücken Sie die Beinpunkte (Übung 10) ganz fest, während sie preßt, und lassen los, während sie einatmet, so daß Sie im gleichen Rhythmus arbeiten.

Falls ärztliche Eingriffe erforderlich sind, etwa eine Epiduralanästhesie (eine Spritze, die den Unterkörper schmerzunempfindlich macht) oder eine Episiotomie (ein kleiner Schnitt in Damm und Scheide, um ein Einreißen dieser Gewebe während der Geburt zu verhindern), lassen Sie sich nicht beirren.

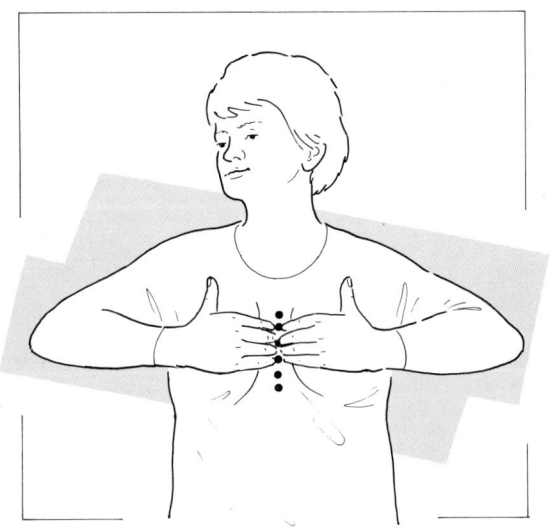

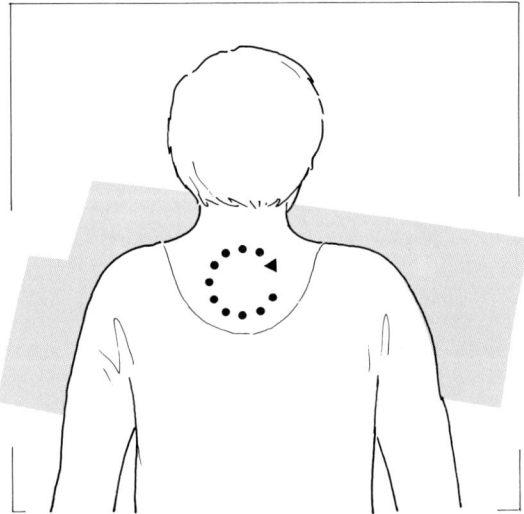

Nachgeburtsperiode

16. Drücken Sie weiterhin die Punkte an Beinen und Füßen, bis die Plazenta ausgestoßen wird. Diesen Vorgang kann Shiatsu beschleunigen helfen.

17. Um den Tonus der Gebärmutter eine oder zwei Stunden nach der Geburt zu kräftigen, kneifen Sie die Vorderseite der Beine von den Oberschenkeln abwärts bis zu den Fußgelenken.

Stillen

18. Falls das Stillen Probleme bereitet, kann sie selbst die Punkte zwischen den Brüsten (▲ links) drücken. Sie bearbeiten kreisförmig den obersten Abschnitt des Rückens um die ersten drei Brustwirbel herum (▲ rechts).

Nach der Entbindung

Je nach Verlauf der Entbindung und je nachdem, wie sie bei Kräften ist, wird die frisch gebackene Mutter das Bedürfnis haben, sich gründlich auszuschlafen oder sich Rücken, Beine, Füße und Hände mit Shiatsu behandeln zu lassen. Eine alleinstehende junge Mutter, die ich bei der Geburt ihres ersten Kindes begleitet hatte, fragte anschließend: »Und wer bemuttert die Mutter?«

In dieser Zeit braucht die junge Mutter sehr viel Pflege und Zuwendung, um ihre Kräfte zu erneuern und das postpartale Stimmungstief zu bekämpfen. Auch die Väter benötigen viel Zuwendung, vor allem wenn sie sich während der Schwangerschaft und bei der Geburt sehr engagiert

hatten. Untersuchungen von Dr. Simon Lovestone am Maudsley Institut für Psychiatrie in London ergaben, daß von den Ehemännern oder den Partnern der Frauen, die nach der Geburt eine Depression entwickeln, etwa die Hälfte an einer ähnlichen Depression leidet (»The Independent on Sunday« vom 29. März 1994).

Die Angst vor der plötzlichen Elternschaft und der künftigen Verantwortung kann einen dunklen Schatten über Stimmung und Verhalten nach einer Geburt werfen, und gar manche Eheprobleme können in dieser Zeit ihren Anfang nehmen, falls die Situation nicht erkannt wird und sich mit ihr auseinandersetzt. Doch dieses Thema ist noch einigermaßen tabu, weil es dem heiteren Bild von der Geburt neuen Lebens widerspricht.

Vielen Paaren hilft es, wenn sie sich alten Ritualen zuwenden, um die Plazenta zu feiern, anstatt zuzulassen, daß sie als Abfall entsorgt oder pharmazeutischen Unternehmen überlassen wird, die ihre Wirkstoffe zu Medikamenten verarbeiten (eine Praxis, die neuerdings in England verboten ist). Andere Länder, andere Sitten. Manche Stämme der amerikanischen Urbevölkerung beerdigen die Plazenta in den Bergen oder unter einem Baum, den das Kind dann verehrt. In manchen Gebieten Südafrikas wird die Plazenta unter dem Hauseingang vergraben, in einigen Gegenden Westafrikas wird die Zukunft aus ihr geweissagt, oder sie wird rituell als »Zwilling« des Neugeborenen bestattet.

Totgeburt, Fehlgeburt und Schwangerschaftsabbruch

Im Fall einer Totgeburt, Fehlgeburt oder Schwangerschaftsunterbrechung kann eine sanfte Shiatsubehandlung (vor allem des Rückens und der Füße) sehr heilsam und lindernd wirken.

Auch in diesen Fällen wenden sich viele Paare der Meditation oder alten, an ihre jeweiligen Vorfahren gebundenen Ritualen zu, um den erlittenen Verlust besser zu verarbeiten. Fehlen die Rituale, dann verbleibt eine Lücke, ein Gefühl des Unabgeschlossenen, ein tiefer Schmerz und eine unbewußte Suche, die oft über Jahre bestehen. Dennis Tresise, ein Steinbildhauer, der in seiner Heimatstadt Redruth, Cornwall, einige Genera-

tionen von Grabsteinen gehauen und mit Inschriften versehen hat, erzählte mir, daß Frauen noch vierzig oder fünfzig Jahre nach einer Totgeburt zu ihm kommen und von ihm wissen wollen, wo die örtlichen Krankenhäuser den tot geborenen Nachwuchs zu bestatten pflegten, als dies noch üblich war.

Rituale – auch wenn bloß Blumen an einer Stelle verstreut werden, die mit dem schmerzlichen Verlust oder der Empfängnis verbunden ist – tragen dazu bei, den inneren Aufruhr, den Kummer und die Hilflosigkeit in eine gewisse Ordnung zu lenken. Die heilkundige Shaaman Ochaum geleitet Paare durch derartige Heilzeremonien, um ein Gefühl des Abschlusses herbeizuführen. Sie spricht in kosmischen Begriffen über Geburt als schöpferischen Vertrag zwischen den Eltern und dem ungeborenen Kind. Aus diesem oder jenem Grund können die Eltern, wenn die Zeit für die Geburt dieses Kindes nicht reif ist, dieses Schicksal als eine Möglichkeit des Loslassens annehmen.

Eine Beisetzungszeremonie für die Totgeburt oder Fehlgeburt trägt dazu bei, den schmerzlichen Verlust zu mildern. Ein ähnliches Ritual kann Frauen helfen, die nach einer Schwangerschaftsunterbrechung unter unnötigen Schuldgefühlen und Kummer leiden. Ochaum rät den Eltern, falls keine Möglichkeit besteht, den Fötus zu beerdigen, etwas von ihrem eigenen Körper zu begraben, etwa Fingernägel oder eine Haarlocke, als symbolische Weise, dem Universum etwas Organisches zurückzugeben.

Shiatsu an und mit Kindern

Kinder sind von Natur aus für Shiatsu begabt. Sie reagieren rasch und leicht auf die Techniken, da sie mit ihrem Körper in einer Weise im Einklang sind, die wir als Erwachsene oft erst neu erlernen müssen. Picasso sagte, er habe ein Leben lang üben müssen, bis er wie ein Kind zeichnen konnte. Das gleiche könnte man über Shiatsu sagen.

Dehnungen in der Gruppe und Arbeiten mit den Füßen sind großartige Möglichkeiten, an regnerischen Tagen die Energie von Kindern aufzufangen und sie gesundheitsfördernde Techniken zu lehren, die ihnen zeit ihres Lebens nützlich sein werden. Versuchen Sie, eine Reihe von Übungen in verschiedenen Körperhaltungen durchzuführen, damit kleine Kinder nicht unruhig werden oder sich langweilen. Wenn Sie für die einzelnen Übungen Namen erfinden, kann sie das für Ihre Familie zu etwas Besonderem machen.

Die Eltern unter meinen Kursteilnehmern berichten, daß die Anwendung ganz einfacher Techniken an Rücken, Füßen und Händen der Kinder bei Schlafstörungen, Ängsten, Traurigkeit, Bettnässen, Magenschmerzen oder auch Hyperaktivität wirksam ist. Andere konnten ihren Kindern damit bei Asthmaanfällen helfen.

Mit der Shiatsu-Arbeit an Ihren Kindern sollten Sie möglichst beginnen, wenn diese noch sehr klein sind, als eine liebevolle Art der Vorbeugung gegen Krankheiten und Unpäßlichkeiten. Kinder sind ja große Nachahmungskünstler, so werden sie binnen kurzem auch verlangen, an Ihnen zu arbeiten. Ich habe auch beobachtet, daß Kinder sich verkrümelten, um Shiatsu an ihren Puppen zu praktizieren.

Auch hier gilt, wie bei allen diesen Übungen: Gebrauchen Sie Ihren gesunden Menschenverstand. Plötzliche oder starke Muskelkrämpfe, Ohrenschmerzen oder Rückenschmerzen müssen unverzüglich von einem Arzt untersucht werden.

Oft können die Kinder in meinen Kursen Schmerzen besonders eindrücklich beschreiben. Ich erinnere mich an einen von chronischen Kopfschmerzen geplagten achtjährigen Jungen, mit dem ich mich bei einem Workshop in New York unterhielt. Seine Eltern hatten alle gängigen internistischen und augenärztlichen Untersuchungen an ihm vornehmen lassen und versuchten, nachdem keine körperliche Ursache dingfest gemacht werden konnte, ihrem Jungen auf andere Weise zu helfen.

Auf meine Bitte, mir zu zeigen, wo seine Schmerzen saßen, deutete er auf Punkte an seiner Stirn, am Kopf und im Nacken. »Zeig's mir mal auf der Akupunkturtafel«, schlug ich vor und drückte ihm ein Kästchen mit farbigen Nadeln in die Hand. »Ah, hier genau spür' ich die Schmerzen«, sagte er und stach die Nadeln exakt in die Punkte, die mit den klassischen Kopfschmerzformen in Zusammenhang stehen. Er zeigte mir, wo der Schmerz begann und wo er sich steigerte. »Versuch' mal, diese Punkte zu drücken, wenn du das nächste Mal spürst, daß du Kopfschmerzen bekommst«, trug ich ihm auf.

Einige Wochen später bekam ich Post von dem Jungen; er schrieb, daß ihm die Methode half. Seine Kopfschmerzen hatten zwar nicht aufgehört, aber sie waren weniger heftig, und er glaubte, sie besser im Griff zu haben.

Der Schlüssel zur Besserung war in diesem Fall natürlich, daß der Junge in seinen eigenen Heilungsprozeß eingespannt wurde, und zwar in einer Weise, die sein Vorstellungsvermögen reizte. Ähnliche Geschichten berichten Kinderkrankenschwestern über Erfolge, wenn sie die kleinen Patienten einbeziehen, ihre Fieberkurve, ihren Blutdruck usw. zu überwachen, als Möglichkeit, Angst und Schmerzen zu lindern und die Intelligenz des Kindes zu würdigen. Ich behaupte nicht, daß dies eine sofortige Heilung bewirkt, aber es hilft, und es ist auch ein nützlicher Hinweis für Eltern, die ein Kind zu Hause gesund pflegen wollen.

Dr. Elisabeth Kübler-Ross, die weltbekannte Schweizer Thanatologin, hat außergewöhnliche Arbeit geleistet, indem sie Zeichnungen, Einsichten und Beobachtungen todkranker Kinder dokumentierte, die uns lehren, einem kranken Kind zuzuhören und niemals seine Einschätzung der Situation gering zu achten. Zeichnungen und Malereien sind besonders aufschlußreich.

Ich erinnere mich an eine Ausstellung von Kunst hospitalisierter Kinder, die vor einigen Jahren im Gebäude der Fernsehgesellschaft ABC gezeigt wurde. Die Ausübenden von Gesundheitsberufen hätten eine Menge daraus lernen können. Eines der Bilder zeigte ein Kind, das verloren und klein wie eine Erdnuß zwischen unverhältnismäßig großen Instrumenten und riesigen Gestalten in weißen Kitteln stand. Auf einem anderen Bild sah man ein trauriges Gesicht, darunter die Titelzeile: »Morgens gehn sie in die Küche, um das Brot zu ›entfrischen‹«.

Viele Kinder leiden im Krankenhaus völlig unnötig unter Schmerzen, weil bedauerlicherweise diesem Thema bislang keine Priorität eingeräumt wurde, so berichtete ausführlich die Zeitschrift für Krankenpflegepersonal »Nurseweek« (»Children's Pain«, Teil 1 in der Ausgabe vom 24. Januar 1994, Teil 2 in der vom 1. Februar 1994). Im derzeitigen Forschungsboom, der den päd-

iatrischen Kliniken helfen soll, in der Vergangenheit oft fehlgedeutete Schmerzsignale zu erkennen, werden vielfach Skalen eingesetzt, mit deren Hilfe Schmerz speziell bei Kindern, die noch nicht richtig sprechen können, anhand von Körpersprache, Gesichtsausdruck und Lautäußerungen beurteilt werden kann. Zum Beispiel werden Vorschulkinder aufgefordert, aus einer Reihe von Gesichtern, deren Ausdruck von glücklich über niedergeschlagen bis weinend geht, eines auszuwählen, oder man läßt die Kinder zeichnen oder spielen.

Viele Eltern, die dies lesen und zu wissen glauben, wie sie Schmerzen bei ihren Kindern erkennen können, werden sich fragen, warum die Krankenschwestern und Ärzte sich nicht bei ihnen danach erkundigen. Selbstverständlich ist die Kommunikation in beide Richtungen außerordentlich wichtig.

Liebende Eltern haben viele Möglichkeiten, dazu beizutragen, daß ihr Kind im Krankenhaus möglichst wenig Schmerzen leidet; vor allem müssen sie sich hüten, Ängste auf ihr Kind zu übertragen. Vor einigen Jahren hielt mich ein Freund bei Zürich auf der Straße an, verzweifelt. Sein achtjähriger Sohn lag mit Verbrennungen im Krankenhaus, die er sich bei einer Benzinexplosion in der Scheune eines Bauern zugezogen hatte. Mein Bekannter fühlte sich hilflos. Er hatte eine sehr innige Beziehung zu seinem Sohn und hielt es für äußerst wichtig, ihn oft an sich zu drücken und mit ihm zu schmusen. Wegen der Verletzungen konnte er jedoch sein Kind nicht umarmen, um es zu trösten. »Was ist mit seinen Füßen?« erkundigte ich mich. »Mit seinen Füßen?« »Ja, hat er Verbrennungen an den Füßen?« Er schüttelte den Kopf.

Ich gab ihm Bücher über Shiatsu und Reflexzonenbehandlung und zeigte ihm,

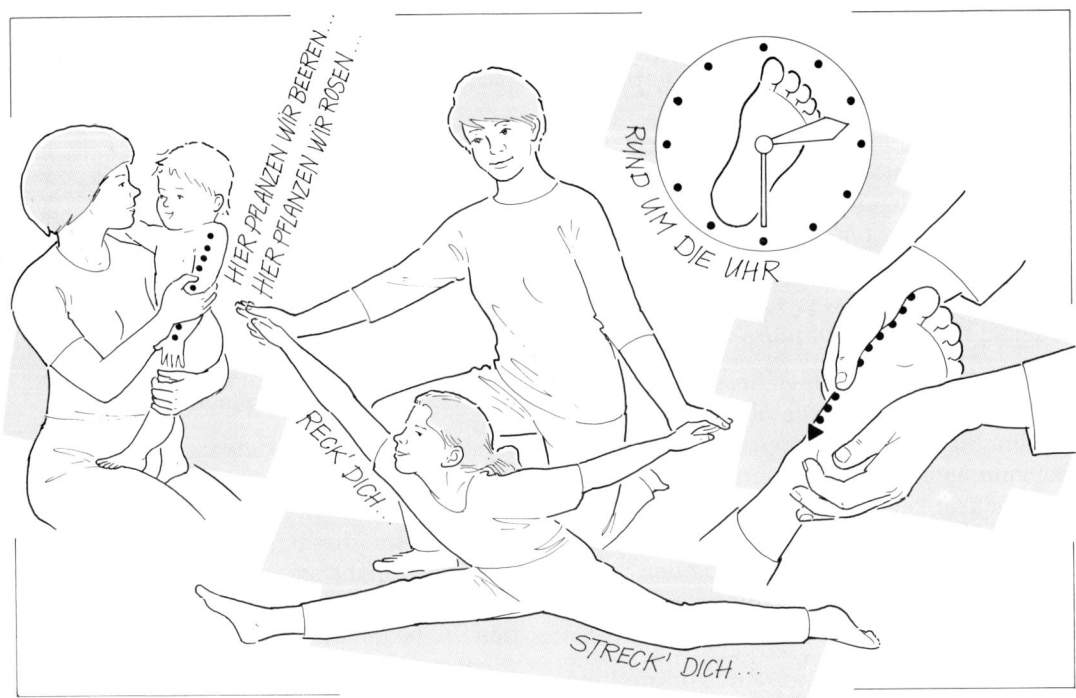

wie er die Schmerzen und Beschwerden seines Jungen lindern und ihn in einer Weise berühren konnte, die gleichzeitig liebevoll und heilsam war. Später erzählte er mir, wieviel diese einfachen Übungen ihnen beiden bedeuteten und wie sein Sohn ihm schon bald sagte, über welche Punkte seine Schmerzen sich am ehesten lindern ließen.

Diese Geschichten zeigen sehr verschiedene Situationen, in denen Shiatsu einen alternativen therapeutischen Zugang zu den Kindern und ihren jeweiligen Problemen ermöglichte. Ich betone, es wurde keine »Sorfortheilung« beabsichtigt oder erzielt, doch in jedem Fall war ich fasziniert von der Offenheit der Kinder.

Die Eltern unter den Shiatsu-Schülern bringen gern ihre persönlichen Erfahrungen ein. Ein Schweizer erzählte mir, daß er regelmäßig Shiatsu bei seiner zweijährigen Tochter anwende und ihr beim Drücken der Punkte an den kleinen Armen erkläre: »Jetzt pflanzen wir hier ein paar Erdbeeren, da ein paar Himbeeren.« Jeden Tag schaut das Kind nun, ob die »Beeren« schon austreiben (▲ links).

Tips für die Arbeit mit Kleinkindern

1. Je nach Alter (und/oder Problem) des Kindes arbeiten Sie ausgiebig mit Dehnungsübungen und benutzen eine bildhafte Sprache (»Jetzt tun wir so, als wären wir ein Kaugummi, und ziehen uns gaaanz lang«, »tun wir so, als hätten wir Finger wie E. T., der Außerirdische, und recken uns zum Himmel empor«). ◄

2. Nehmen Sie einen Abzählvers und spielen Sie dabei mit den Fingern oder Zehen des Kindes, z. B.: »Das ist der Daumen; der schüttelt die Pflaumen; der hebt sie auf; der trägt sie nach Haus; und der ißt sie alle auf«. Bearbeiten Sie die Fußsohlen mit dem Daumen, als wären sie das Zifferblatt einer Uhr (»Das ist die Uhr, jetzt ist es drei Uhr, jetzt ist es halb vier . . .«). Um ein hyperaktives Kind zu beruhigen, drücken Sie mit dem Daumen Punkte von der Großzehe an der Innenseite des Füßchens entlang bis zur Ferse.◄

3. Wechseln Sie die Körperhaltung, wenn das Kind unruhig wird (Sitzen, Seitenlage etc.), und erfinden Sie Geschichten dazu.

4. Spreizen Sie Zeige- und Mittelfinger zum V. Machen Sie zuerst leichte Streichbewegungen, und drücken Sie dann mit den Fingerspitzen des V zu beiden Seiten der Wirbelsäule abwärts, um ein Kind zu entspannen, das bekümmert ist, Schmerzen hat, nicht schlafen kann oder hyperaktiv ist. Die gleiche Technik können Sie auch anwenden, wenn Sie das Kind (oder Baby) in den Armen halten (▼ links).

Sehr entspannend ist es auch, die Fußsohlen des Kindes sachte mit den Knöcheln der Hand zu bearbeiten (▼ rechts).

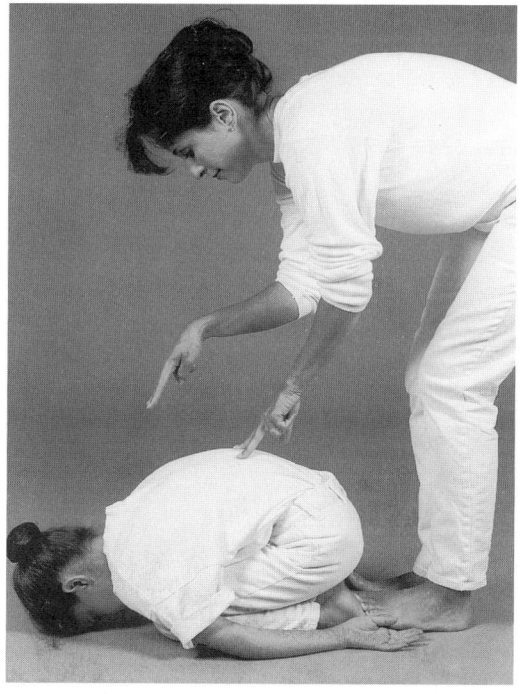

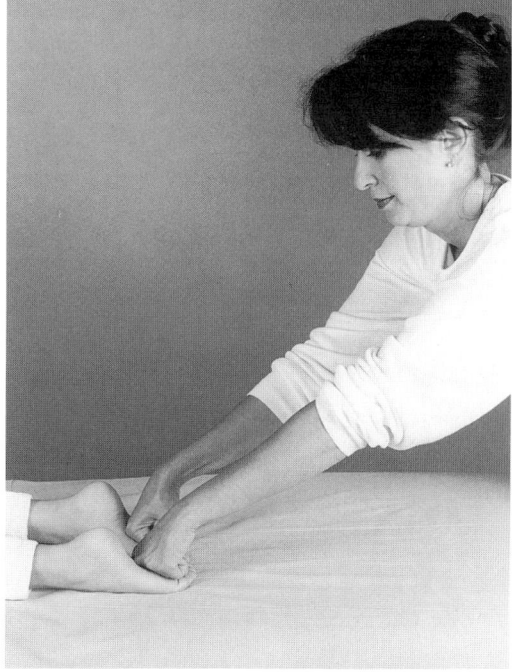

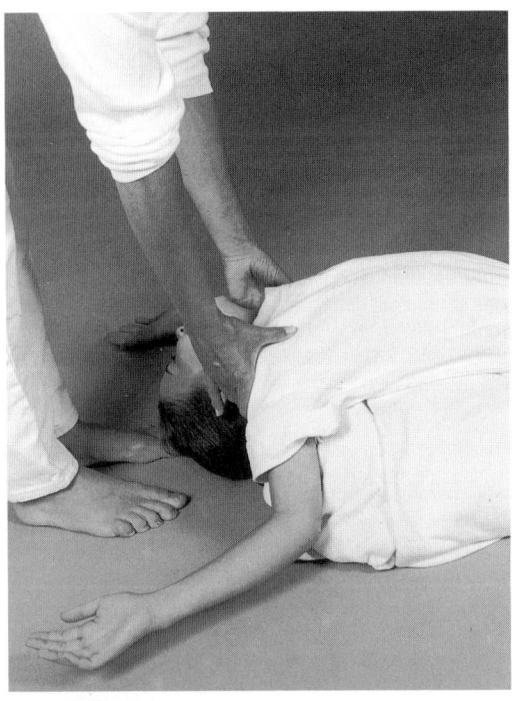

5. Um ein Kind zu beruhigen oder Bauchschmerzen zu lindern, reiben Sie mit der Handfläche langsame Kreise im Uhrzeigersinn auf sein Bäuchlein.

6. Einem asthmatischen Kind helfen Sie, indem Sie sich hinter es stellen und Ihre Hände unter seine Achseln legen.

Oder Sie lassen das Kind sich auf den Boden legen, mit dem Gesicht nach oben, den Rücken durchgebogen, auf einem Kissen oder Ihren Füßen ruhend. Drücken Sie die Punkte unterhalb des Schlüsselbeins bis zur Schulter (◄ s. auch S. 38). Diese Haltung (sie imitiert die Fischposition beim Yoga) ist auch sehr hilfreich bei Rückenschmerzen.

7. Falls Ihre Kinder zu Reisekrankheit neigen, sorgen Sie dafür, daß sie gerade sitzen.

Versuchen Sie, die Punkte unter dem Hinterhauptsrand, in der Mitte zwischen den Ohren und Halswirbeln, zu drücken (▼ links) oder legen Sie Ihre Finger auf die Handfläche und die Handgelenkinnenseite des Kindes (▼ rechts), um es zu beruhigen, und ermuntern Sie das Kind, dies auch selbständig zu tun.

Mit der Zeit werden Sie und Ihre Kinder alle möglichen Varianten für sich entdecken und dabei viel Spaß haben.

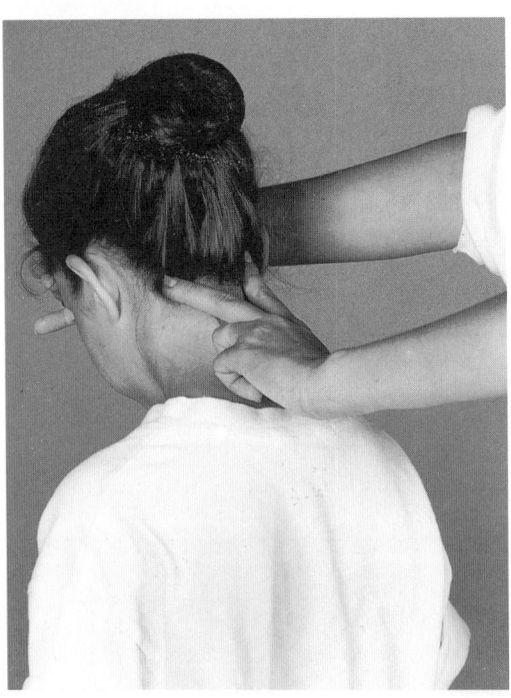

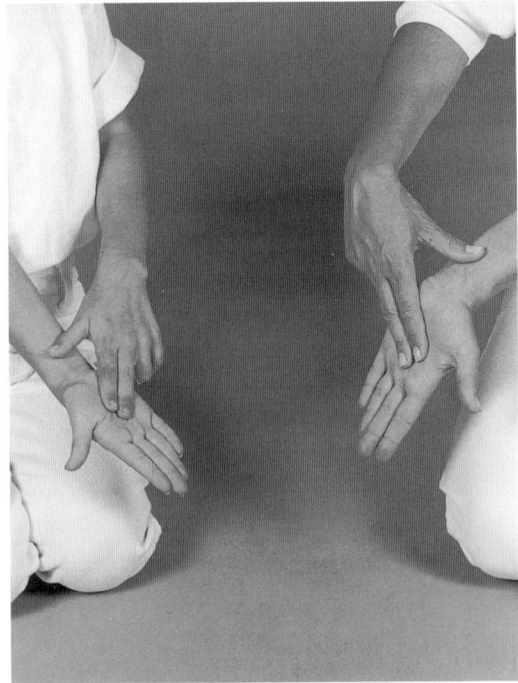

Shiatsu für Ältere und chronisch Kranke

Es ist eine Freude zu beobachten, wie siebzig- und achtzigjährige Männer und Frauen Yoga oder Tai Chi machen, radeln oder bergsteigen und allgemein all die dummen stereotypen Vorurteile über das Altern widerlegen. Von gut 54 Millionen amerikanischen Senioren ist etwa ein Viertel vollzeitbeschäftigt, und ein noch größerer Anteil würde gern über das Rentenalter hinaus berufstätig bleiben. Schätzungsweise 1 Million Senioren ziehen Enkelkinder groß. Mit zunehmender Lebenserwartung (für die Frauen höher als für Männer), so die Prognose des U. S. Census Bureau (Statistisches Amt) wird die Zahl der über 65jährigen bis zum Jahr 2030 auf zwanzig Prozent der Gesamtbevölkerung ansteigen.

Einem Beitrag im »New England Journal of Medicine« (20. Januar 1993) zufolge wenden ältere Menschen auffallend häufig alternative medizinische Verfahren an, was in den USA ein relativ neues Phänomen ist. Dies bedeutet auch, daß für Shiatsu bei einiger Ermutigung in diesem Teil der Bevölkerung eine noch größere Verbreitung zu erwarten ist.

Um Shiatsu anzuwenden, muß ein Mensch nicht topfit sein. Die Übungen für die Familie können auch Männern und Frauen Spaß machen, die im Herzen jung geblieben sind, auch wenn ihre Gelenkigkeit inzwischen nachgelassen haben mag. Paare aller Altersgruppen können an den Shiatsu-Übungen Freude haben, und es ist nie zu früh – oder zu spät –, um damit zu beginnen. Großeltern und Urgroßeltern können von den Übungen profitieren, indem sie diese gemeinsam, mit ihren Kindern oder Enkeln oder allein durchführen.

In alten, stärker traditionell geprägten Gesellschaften werden die Alten wegen ihrer Weisheit gesucht und verehrt und führen oft das Hauswesen. Von diesen Dingen ist in den westlichen Zivilisationen viel verloren gegangen. Wir leben jedoch alle länger und brauchen daher spezialisiertere Formen der Betreuung, wenn wir hinfällig und gebrechlich werden.

Einige kanadische Krankenpflegeschulen haben Fächer wie »Touch for Health« (etwa: Heilen durch Berühren) in ihren Lehrplan aufgenommen und legen besonderes Gewicht auf die Bedürfnisse alter Menschen.

Dr. Elisabeth Reichel in Montreal hebt hervor, wie wichtig Berührungen in der Geriatrie sind. Sie wendet Shiatsu in der klinischen Arbeit und bei den Visiten an. Sie lud mich ein, eine Zeitlang mit Alzheimer-Patienten in einer Montrealer Klinik zu arbeiten, weil sie entdeckt hatte, wie gut diese Kranken auf Berührung ansprechen; ich sollte den Pflegerinnen einige Shiatsu-Techniken beibringen.

Ich war geschockt zu sehen, wie die Alzheimer-Kranken – Männer und Frauen – ängstlich auf und ab trippelten und oft Mustern auf dem Fußboden oder Linien entlang einer Wand folgten. Die ausgeprägte Angst und die motorische Unruhe der Patienten veranlaßten mich, die Shiatsu-Behandlung auf wenige Augenblicke hier und da zu beschränken. Die Behandlung der Schultern, Hände, Beine und Füße wirkte am stärksten beruhigend. Freilich schienen die Streß-Symptome deutlich geringer ausgeprägt zu sein, wenn die Alzheimer Patienten nicht auf einer Station als Gruppe isoliert, sondern mit anderen chronisch Kranken zusammen betreut wurden.

Die meisten Alzheimer-Kranken werden allerdings zu Hause gepflegt, und das kann eine Familie ungeheuer belasten. Die

Anwendung weniger Shiatsu-Griffe bloß an den Füßen oder Händen kann vielleicht einige tröstliche Augenblicke im Tagesablauf vermitteln – jedenfalls sollte der Versuch unternommen werden.

Das Schweizer Rote Kreuz beauftragte mich, einige Shiatsu-Kurse für ambulante Krankenschwestern zu veranstalten, die körperlich behinderte alte Menschen zu Hause pflegerisch betreuen. Abgesehen von der positiven körperlichen Wirkung wurde Shiatsu sehr geschätzt, weil es eine mitfühlende und sanfte Form der Kommunikation darstellt, wohltuend vor allem auch für vereinsamte alte Menschen. Shiatsu bedeutet weit mehr als eine bloße Technik.

In Berlin konnte ich beobachten, welches Wunder die Physiotherapeutin Inge Berlin an einem über siebzigjährigen Patienten vollbrachte, der einen Schlaganfall erlitten hatte und dem die Ärzte gesagt hatten, er würde nie wieder laufen können. Unsinn, sagte Inge. Durch die Kombination physiotherapeutischer Maßnahmen mit Tiefenatmung, Shiatsu, Visualisierung der Lebensenergie »Ki« und mit viel Humor schaffte sie es, daß der Mann nach wenigen Wochen das Bett verlassen, auf einen Stock gestützt gehen und auf einer Bodenmatte Bewegungsübungen machen konnte.

Der Arzt und Philosoph Dr. Deepak Chopra beschreibt in seinem ausgezeichneten Buch »Körperzeit« (s. Literaturliste) eine Besserung der Muskelkraft, des Gleichgewichts und der geistigen Verfassung um 300 Prozent bei alten Menschen (87 bis 96 Jahre), die sich im Rahmen eines von Gerontologen der Tufts University in Boston geplanten Versuchs acht Wochen lang einem Training mit Gewichten unterzogen.

In einer späteren Studie wies die gleiche Forschergruppe nach, daß sogar die schwächsten unter den 80- und 90jährigen die Gehhilfen gegen Spazierstöcke tauschten und bereits nach wenigen Wochen gezielten Krafttrainings für die Beine schneller Treppen steigen konnten (»New York Times«, 23. Juni 1994). Aufgrund dieser und weiterer Studien und Beobachtungen äußert sich Dr. Chopra über die falschen Vorstellungen vom Alter und die Faktoren, die das Altern verzögern, wie zum Beispiel fester Tagesplan, körperliche Aktivität, Zufriedenheit und einen anregenden Freundeskreis. Für viele alte Menschen, deren Leben überschattet ist von Armut, Einsamkeit und Nichtachtung durch eine Gesellschaft, für die sie nutzlos geworden sind, stellen diese Faktoren indessen reinen Luxus dar.

Meine stärksten Eindrücke vom Herbst des Lebens hatte ich 1992, als ich in Kapstadt meine Mutter pflegte, nachdem sie einen Herzinfarkt erlitten und außerdem ein künstliches Hüftgelenk bekommen hatte. Ihre Physiotherapeutin und ich machten abwechselnd isometrisches Muskeltraining mit ihr, bis sie innerhalb von vier Wochen den Wechsel vom Bett zum Rollstuhl, von da zur Gehhilfe und dann zum Spazierstock bewältigte. Die Koordination der Atmung mit den Bewegungen erwies sich als sehr hilfreich, zumal Mutter eine allgemeine Neigung hatte, beim selbständigen Üben die Luft anzuhalten.

In jüngeren Jahren war meine Mutter eine leidenschaftliche Hockey- und Golfspielerin, und sie konnte traumhaft Tango tanzen. Ich beschwor all diese Fähigkeiten und rief vertraute Bilder und Bewegungen in ihr wach, um ihr beim Gehen zu helfen. »Los, Mama«, sagte ich, »jetzt bist du auf dem Tanzparkett. Also denn: zwei Schritte vor, einer zurück.« Dann richtete sie sich auf, und neue Energie durchströmte sie. Dabei lachten wir viel.

Bevor mein Vater schließlich doch an Leukämie starb, unterzog er sich mehreren Operationen; danach genoß er es immer sehr, wenn ich seine Schultern, den Rücken und Nacken, die Hände und Füße mit Shiatsu behandelte, um Schmerzen und Steifigkeit zu mildern. Auch er war in seiner Jugend ein begeisterter Sportler – er spielte Baseball und Tennis, später Golf –, und er ließ sich leicht dazu bringen, über diese Zeit zu erzählen. Wenn er in seinen Erinnerungen schwelgte, spürte ich, wie seine Energie unter meinen Fingerspitzen aufwallte.

In jenen Augenblicken, wenn Mutter frustriert war, weil sie nach der Operation zum Gehenlernen auf die Hilfe ihrer Kinder angewiesen war, witzelten mein Bruder Patrick und ich über das Pendel des Lebens und die vergangenen Tage, als sie uns beim Gehenlernen half. Im Avondrust Altenwohnheim für Frauen in Kapstadt, wo meine Mutter die letzten Jahre ihres Lebens verbrachte, gab ich alle zwei Wochen einen Kurs für das medizinische Personal. Das Echo war zutiefst befriedigend. Allein aus der Beobachtung der Interaktion zwischen den Frauen und den Pflegerinnen lernte ich viel mehr, als ich lehrte.

Treppen und Korridore zu bewältigen kann für die weniger Beweglichen ein größeres Unterfangen sein, das Geschicklichkeit und Planung erfordert. Geschicklichkeit oder Behinderung werden oft danach bemessen, wie lange jemand braucht, um sich von Punkt A nach Punkt B zu bewegen. Eine kurze Behandlung mit Shiatsu kann ein schmerzendes Gelenk beruhigen oder die Atmung verbessern und kann regelmäßig von den diensthabenden Schwestern, den alten Menschen selbst oder von betreuenden Angehörigen durchgeführt werden.

In allen meinen Kursen griffen wir die typischen, alltäglichen Bedürfnisse auf und konzentrierten uns auf wenige Schlüsselübungen. Wir übten nicht nur untereinander, sondern bezogen so oft wie möglich Altenheimbewohnerinnen als Models ein. Alle fanden, daß die Übungen leicht zu erlernen und leicht anzuwenden sind. Einige Schwestern fanden sogar Zeit, fast jeden Tag eine der alten Damen zehn Minuten lang zu behandeln. Jede kam auf die günstigen Nebeneffekte der angenehmen schmerzlosen Berührung zu sprechen und auf die Anwendung von Shiatsu-Grundregeln, wenn z. B. chronisch Kranke ins Bett oder aus dem Bett in den Rollstuhl gehoben werden mußten oder ihnen beim Waschen, Baden oder Ankleiden zu helfen war.

Diese Erfahrung bestärkte mich in dem Glauben, daß Gesundheitsbetreuer für sich und ihre Patienten und Patientinnen Wunder wirken, wenn sie Übungen praktizieren können, die Spaß machen und gleichzeitig entspannen, um viele der schmerzhaften und unangenehmen Dinge auszugleichen, die häufig mit einem Aufenthalt im Krankenhaus oder dem Leben im Altenheim verbunden sind. Diese Regel ist allgemein gültig, aber noch wichtiger bei der Pflege chronisch Kranker. Bei sehr gebrechlichen Menschen darf nur minimaler Druck angewandt werden. Arbeiten Sie sehr sanft. Mit zunehmender Übung werden Ihnen Varianten der nachstehend erläuterten Grundtechniken einfallen, was natürlich auch von der Gelenkigkeit und dem Gesundheitszustand der Behandelten abhängt. Bei sehr mageren oder ständig bettlägerigen Kranken kann das leichte Einreiben von Händen und Füßen, Rücken und Gesäß mit einer feinen, zartduftenden Lotion angenehmer und beruhigender wirken als Shiatsu.

Allgemeine Behandlungstechniken, die auch für chronisch Kranke und Pflegebedürftige geeignet sind

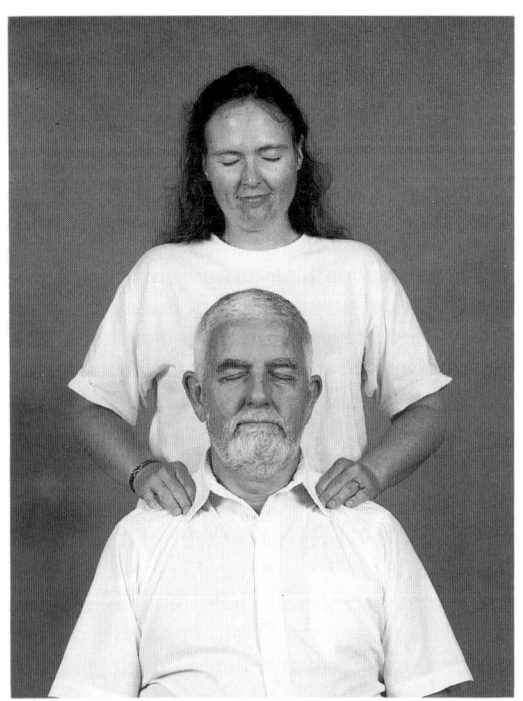
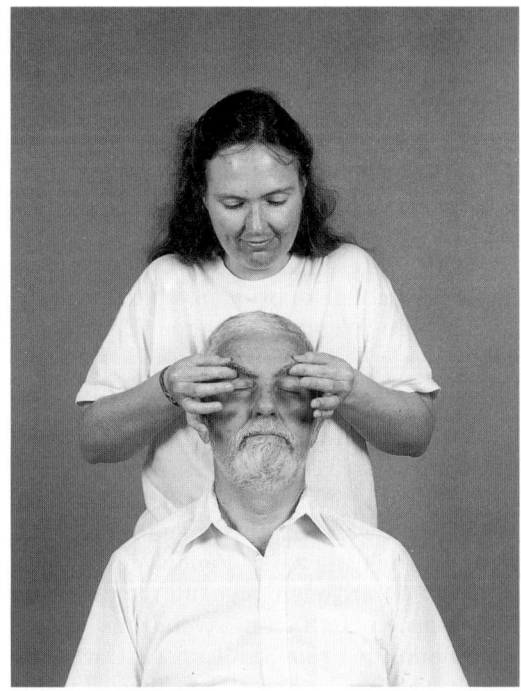
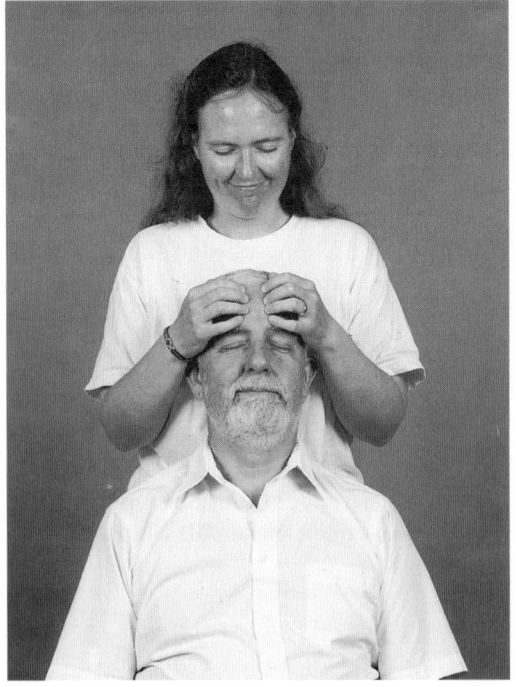
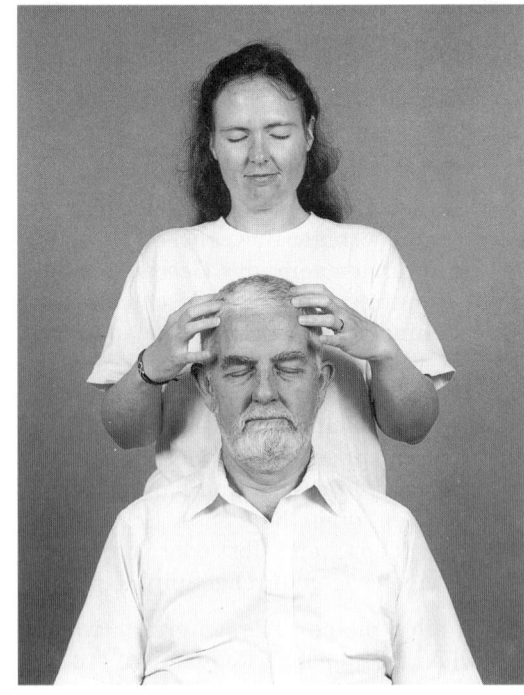

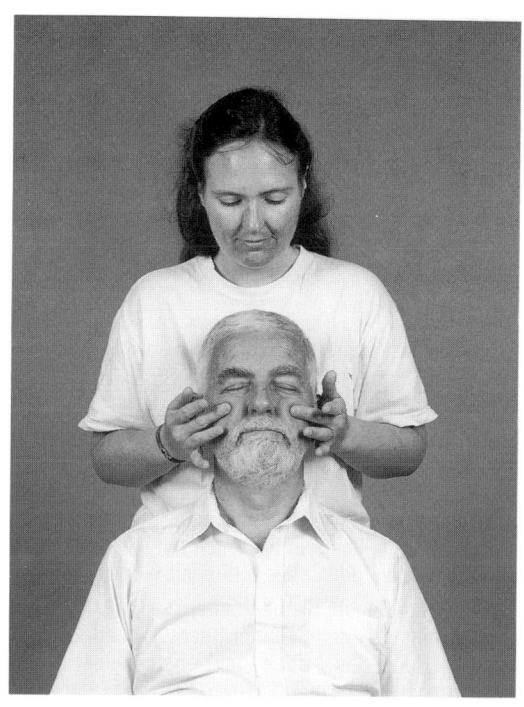
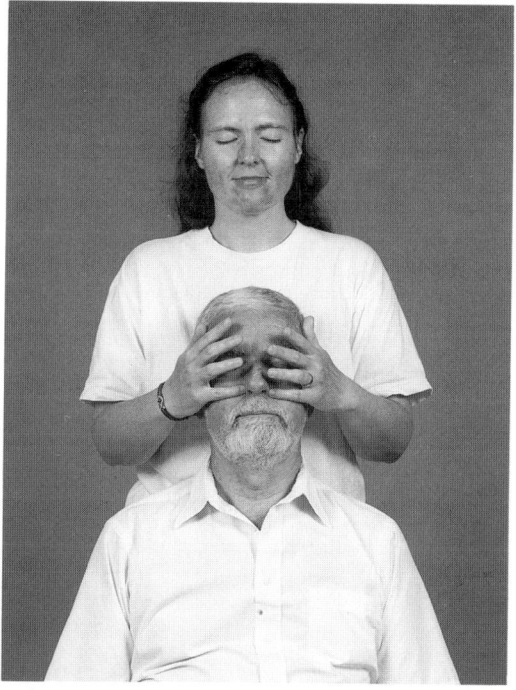

1. Kopf, Nacken und Schultern (am sitzenden Patienten – auf Hocker oder im Rollstuhl): Legen Sie die Hände flach auf die Schultern des Patienten. Üben Sie sanften Druck auf die Schultern aus (◄ links oben). Drücken Sie sacht den Nacken zwischen Daumen und Fingern. Drücken Sie die Augenbrauen zwischen Daumen und Zeigefinger (◄ rechts oben).

2. Zwicken Sie die Nasenwurzel. Drücken Sie mit den Fingerspitzen in parallelen Linien von der Stirn über den Kopf zum Nacken (◄ unten). Führen Sie die

Übungsfolge zur Shiatsu-Selbstbehandlung von Kopfschmerzen durch (s. S. 28f).
Anzuwenden bei: Kopfschmerzen, verspannten Nacken- und Schultermuskeln.

3. Wenden Sie Druck unterhalb der Wangenknochen an (▲ links). Drücken Sie auf beiden Seiten der Nasenlöcher (▲ rechts, vgl. S. 33).
Anzuwenden bei: Verstopfung der Nebenhöhlen, Schnupfen und behinderter Atmung.

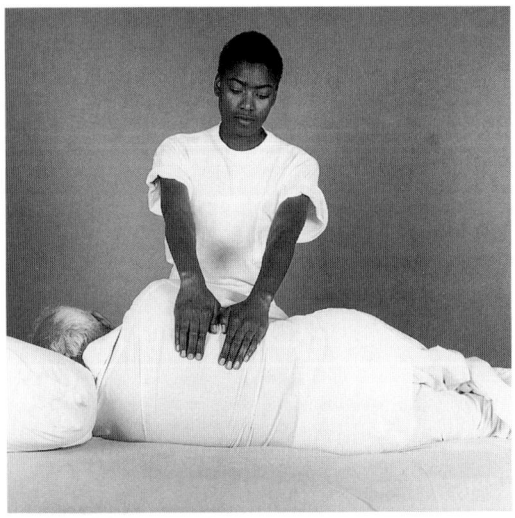

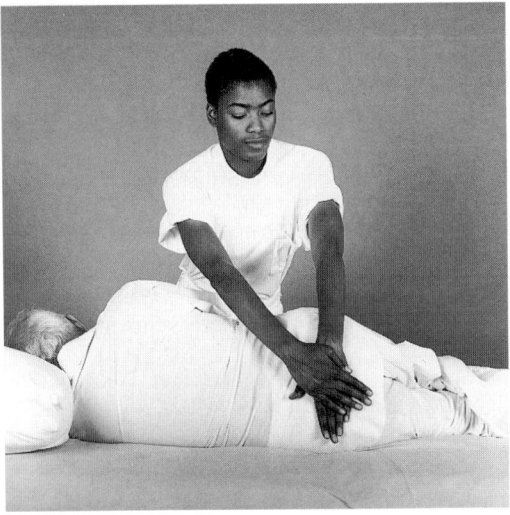

4. Rücken (in Seitenlage): Streichen Sie an der Wirbelsäule abwärts. Leichte Schüttelbewegung beidseits der Wirbelsäule. Die Hände liegen nebeneinander auf der gleichen Körperseite. Die Fingerspitzen zeigen zur Wirbelsäule. Unter leichtem Schütteln bewegt man die Hände von oben nach unten an der Wirbelsäule entlang. Arbeiten Sie zu beiden Seiten der Wirbelsäule abwärts, indem Sie festen Fingerdruck anwenden und sich mit gestreckten Armen leicht nach hinten neigen (◄ oben). Drücken Sie die Hände gegen das Kreuzbein (◄ unten).
Anzuwenden bei: Rückenschmerzen, Verstopfung, Schlaflosigkeit.

5. Füße, Beine und Hände: Wenden Sie die Griffe für Füße und Hände an (S. 76–79).
Streichen Sie die Beine mit raschen Bewegungen in entgegengesetzten Richtungen (aufwärts an der Innenseite, abwärts an der Außenseite, vgl. S. 84, Übung 7).
Anzuwenden bei: Kreislaufschwäche, müden Beinen, steifen Händen; kann an Patienten mit Arthritis durchgeführt werden, dann aber sehr sanft vorgehen.

6. Arbeit am Bauch: Sie bearbeiten die Bauchdecke in der Reihenfolge aufsteigender (rechts), querliegender (etwa in Höhe des Nabels) und absteigender (links) Dickdarm. Bei Verstopfung rollen Sie die Finger in einer wellenförmigen Bewegung. Bei Durchfall muß die Bewegung langsamer und sanfter erfolgen (s. S. 36, Übung 5).
Anzuwenden bei: Verstopfung, Durchfall, Blähungen, Bauchweh.

7. Rumpf und Arme: Schieben Sie die Hand unter die Achsel des Patienten. Legen Sie Ihren Daumen unterhalb des Schlüsselbeins an und drücken Sie in die kleine Grube zwischen erster und zweiter Rippe. Arbeiten Sie unterhalb des Schlüsselbeins entlang vom Brustbein zur Achsel (s. S. 32, Übung 1).

Strecken Sie den Arm des Patienten und stützen Sie ihn, mit der Handfläche nach oben. Spreizen Sie den Daumen des Patienten ab und drücken Sie auf der gedachten Linie von der Schulter bis zum Daumen (► oben).

Anzuwenden bei: Atembeschwerden, chronischem Asthma, Allergien, Lungenödem.

8. Zusätzliche Techniken bei Streß und trauriger Gemütsverfassung: Stellen Sie sich einen Kreis vor, der die obersten drei Brustwirbel umfaßt. Drücken Sie sanft mit den Daumen die auf diesem Kreis liegenden Punkte oder üben Sie auf die ganze Kreisfläche Druck mit der Handfläche aus (► unten).

Anzuwenden bei: verspannter Atmung infolge Traurigkeit oder Streß.

Führen Sie diese Techniken sanft und gleichmäßig aus. Bald werden Sie herausfinden, welche Anwendungen Sie selbst, Ihre Angehörigen, Freunde oder Patienten als die angenehmsten und wirksamsten empfinden. Mitunter braucht es nur fünf Minuten einer konzentrierten Shiatsu-Behandlung, um Schmerzen und Beschwerden zu lindern.

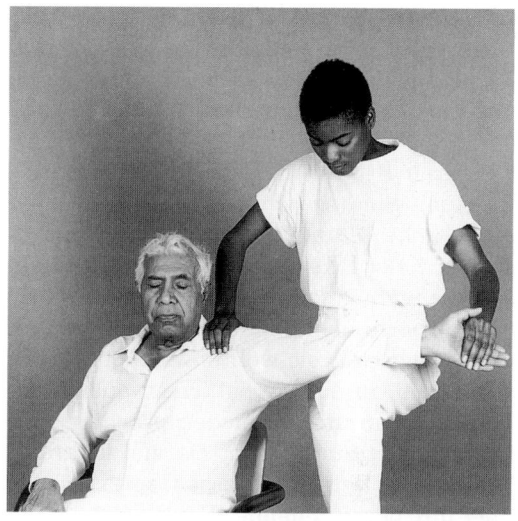

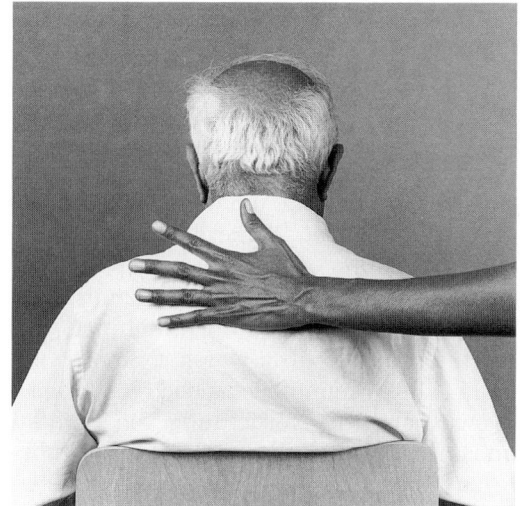

Sterbebegleitung

Vor einiger Zeit verbrachte ich mehrere Tage am Bett einer todkranken Freundin, die ich während der letzten Monate ihrer unheilbaren Brust- und Lungenkrebserkrankung mit Shiatsu behandelte. Sie war eine sehr direkte Frau, Journalistin und Aktivistin, in vieler Hinsicht eine Straßenkämpferin. Sie wußte, daß sie sterben würde, und es frustrierte sie. Religion lehnte sie ab, und das einzige, was sie wollte, war, ihr Bündel zu packen, in das herbstliche Neuengland aufzubrechen und unter den prächtig bunten Bäumen zu sterben. Da sie zu krank war, um das Bett zu verlassen, sprachen wir über ihre bevorstehende »Reise«.

»Glaub' nicht, daß dies das Ende ist«, sagte ich. »Der Tod ist so, als würdest du eine Umgebung gegen eine neue tauschen. Und wahrscheinlich warten im Jenseits schon einige Aufgaben auf dich, meine Liebe. Du wirst weiterhin lernen und dich entwickeln. Du bist zu kaltblütig, um einfach zu verpuffen oder auf einer Wolke davonzufliegen!« »Das gefällt mir«, lachte sie. Vier Wochen später starb sie. Als ich dieses Erlebnis in einem meiner Kurse erzählte, erhob sich eine schrille Stimme: »Und was hat Shiatsu gebracht? Ihre Freundin ist ja doch gestorben.« »Gewiß, aber die Verbindung von Shiatsu und unseren wunderbaren Gesprächen führte zu einer inneren Heilung und Aussöhnung«, erwiderte ich und fügte hinzu: »Und die Erfahrung hat mich bereichert.«

Einen Menschen beim Sterben zu begleiten, ist eine Kunst. Vor allem von Krankenschwestern habe ich viel über die praktische Seite des Beistands, der Offenheit und des Sich-Einfühlens in den Glauben eines Sterbenden gelernt.

In New York lebt eine Nonne namens Schwester Loretta Palamara, die abends, als Clown oder als Charlie Chaplin verkleidet, im Hospiz der Cabrini-Klinik umhergeht. Sie und andere, die den Sterbenden den Übergang mit einer Mischung aus Humor, Mitgefühl und Bereitschaft zum Zuhören erleichtern, weisen oft darauf hin, daß Fremde besser mit dem Tod umgehen können als die Angehörigen des Sterbenden. Oft brechen Schranken ein. Es gibt keine Hypotheken aus der Vergangenheit, mit denen man sich auseinandersetzen muß. Das Wesentliche tritt in den Blickpunkt.

Alle, die mit Sterbenden arbeiten, betonen, wie wichtig liebevolle Berührungen sind, vor allem wenn eine Kommunikation mit Worten nicht mehr möglich ist. Vor einiger Zeit saß Schwester Loretta in ihrem Clownkostüm am Bett eines Sterbenden, der seit Wochen von höllischen Schmerzen gequält wurde, und verständigte sich pantomimisch mit ihm. Nach 15 Minuten sagte er ihr, seine Schmerzen hätten aufgehört.

Auch wenn Sie sich aus diesem Buch nur die Techniken für Füße und Hände angeeignet haben, können Sie doch eine Menge tun, um eine Schmerzlinderung zu erreichen und einen sterbenden Angehörigen oder eine Freundin, sei er/sie jung oder alt, zu trösten.

Je nach Art der Erkrankung oder des kürzlich erfolgten chirurgischen Eingriffs halten Sie sich einfach an die routinemäßige Anwendung von Shiatsu, wie sie in den vorausgegangenen Abschnitten beschrieben wurde. Sie können auch die Hände und Füße oder den Rücken des Schwerkranken mit einer weichen Creme einreiben, besonders wenn er sich durch lange Bettlägerigkeit steif und unbehaglich fühlt. Sie können keinen Schaden anrichten und Shiatsu auch dann weiter anwenden, wenn Ihr Angehöriger bewußtlos ist oder im Koma liegt.

Wie wir wissen, ist das Gehör der letzte Sinn, der ausfällt; spielen Sie ihm deshalb seine Lieblingsmusik, falls nötig, über einen Walkman.

Es gibt nichts Deprimierenderes, als in einer Klinik durch die halboffene Tür eines Krankenzimmers zu blicken, wo die Angehörigen um das Bett eines Verwandten stehen, flüsternd und verlegen, die Augen abgewandt oder starr auf die Sterbende oder die Maschinen neben ihrem Bett gerichtet. Und dann folgt ein allgemeiner geräuschvoller Aufbruch, da alle den Raum verlassen, sobald die Besuchszeit zu Ende ist – und eine Stunde später stirbt die Kranke, ohne daß jemand bei ihr ist. In unserer sogenannten westlichen Kultur wissen die meisten Menschen mit dem Tod nicht umzugehen, es sei denn, sie lebten noch mit traditionellen Sitten und Bräuchen. In den USA geben Familien, in denen sich ein Todesfall ereignete, ein Vermögen aus, um Verstorbene einbalsamieren zu lassen und den Tod in einer Weise zu beschönigen, die in der Welt einmalig ist.

Viele der Rituale unserer Vorfahren sind uns verlorengegangen, Rituale, die der Seele der Verstorbenen die Reise ins Jenseits erleichtern und den Hinterbliebenen helfen, die Trauerarbeit zu bewältigen. Die Sitte der Juden, nach dem Tod eines Menschen sieben Tage lang »Shivah zu sitzen«, bildet einen festen Rahmen oder ein Gerüst, innerhalb dessen Kummer und Trauer verarbeitet werden. Die New Orleans Jazz-Beerdigungsprozessionen gehen ursprünglich auf afrikanische Rituale zurück, wo Beerdigungen als kollektive Aufgabe betrachtet werden und zufällige Zuschauer sich in den vorbeiziehenden Leichenzug einordnen und ein Stück mitgehen, egal, ob sie die Verstorbene kannten oder nicht. Da ich in Südafrika aufgewachsen bin, lernte ich den Ahnenkult oder die Verehrung eines »lebenden Toten« kennen. Eine Form der Beisetzung hat mich besonders beeindruckt, bei der die Haupttrauernden den Sarg wie ein Pult für ihre Gebetbücher benutzten und mit den Händen darauf schlugen, während sie den Namen der Verstorbenen riefen und sie priesen, eine sehr lebendige Abweichung von unseren dezenten britischen Beerdigungen, bei denen die Menschen kühle Distanz zum Sarg bewahren. Der unvergeßliche Beerdigungsgesang der Xhosa »Hamba Kasle« – »geh in Frieden« – ist gleichzeitig eine Abschiedsformel für Zurückgebliebene. Die östlichen Regionen haben komplizierte Rituale um Tod und Sterben entwickelt, ebenso auch viele »primitive« Völker.

Immer mehr Menschen aber schaffen sich heute ihre eigenen Rituale, vor allem für geliebte Menschen, die noch jung an Aids oder an Krebs sterben. Freunde und Familienangehörige kommen zusammen, um Gedichte vorzutragen und Erinnerungen auszutauschen, um die Asche des Verstorbenen zu verstreuen, Bäume zu pflanzen oder Rosengärtchen anzulegen, um Stipendien oder Stiftungen zu gründen, um das Werk oder Anliegen des geliebten Verstorbenen fortzuführen. Die Schaffung eines Bewußtseins der Kontinuität scheint hier der Schlüssel zu sein, um Gefühle von Trostlosigkeit, Einsamkeit, Verlassenheit, Entschlußlosigkeit, Kummer und Verlust zu überwinden.

Ein faszinierender mexikanischer Brauch wird am 1. und 2. November mit *El Día de los Muertos* (Allerheiligen und Allerseelen) gepflegt. Er ging aus aztekischen Ritualen hervor und hat Parallelen in anderen Totenkulten, etwa dem alten keltischen *Halloween* am 31. Oktober.

Am *Día de los Muertos* versammeln sich die Familien auf den Friedhöfen, um die

Gräber zu pflegen, mit Blumen zu schmükken und bei den Gräbern ein Picknick zu veranstalten. Varianten dieser Sitte werden in katholischen Ländern Europas gepflegt, je nach Region, beispielsweise *Allerheiligen* in einigen Gegenden Deutschlands und in der Schweiz, indem die Angehörigen nach einem Gottesdienst die Gräber mit Blumengestecken schmücken und Armseelenlichter anzünden.

In manchen Kulturen ist ähnliches Gebäck Sitte, wie das mexikanische *Pan de muertos* oder das deutsche *Seelenbrot*.

Da meine Familie auf drei Kontinente verstreut lebt (USA, England, Südafrika), waren Todesfälle immer länderübergreifende Ereignisse, mit Ferngesprächen, in letzter Minute gebuchten Langstreckenflügen und ohne Sinn für eine Familientradition an einem festen Ort. Ich habe mit meinen beiden Eltern offen über den Tod gesprochen. Ich wußte, wie sie bestattet werden wollten, und das half mir sehr.

Meine Eltern starben im Abstand von genau fünf Wochen gegen Ende des Jahres 1993. Mein Vater starb in Florida, USA, nach ihm meine Mutter in Kapstadt, Südafrika. Sie waren seit vierzig Jahren geschieden.

Bei den Beerdigungsritualen wurden Rosenblätter zu einem wichtigen Bindeglied. Ich streute Rosenblätter über die Asche meines Vaters im Golf von Mexiko, und von den gleichen Rosensträuchern nahm ich Blütenblätter mit nach Hause, nach Texas. Damals ahnte ich noch nicht, daß ich einen Monat später einen Teil davon in das Grab meiner Mutter in Kapstadt streuen würde, zusammen mit Rosen aus dem Garten des Dominikanerklosters, mit dem Mutter sehr verbunden war, und mit Rosen aus dem Garten meines Vetters Geoff in Winchester, England. Einige von diesen Blütenblättern verwahrte ich, um sie auf die Gräber ihrer Großeltern und ihres Bruders im geliebten Cornwall zu streuen. Meine Tante Patty schüttete einen Schuß Bourbon in die Wellen des Meeres, nachdem mein Bruder Jimmy und ich Vaters Asche verstreut hatten: er liebte seinen abendlichen Whisky. Meiner Mutter legte ich einen Beutel Earl Grey Tea in den Sarg, denn sie war eine leidenschaftliche Teetrinkerin. Dazu inspirierte mich das Ritual im Zen-Buddhismus, eine Schale Reis und Eßstäbchen neben die Asche der Verstorbenen zu stellen, damit die Seele sich auf ihrer Wanderung an Speise laben kann. Es war meine Weise, Lebewohl zu sagen.

Literatur (Quellen und Hinweise)

Lynn V. Andrews: Der Flug des siebten Mondes. Die Lehre der Medizinfrau. Goldmann 1994.

M. Augustin und V. Schmiedel: Praxisleitfaden Naturheilkunde. Jungjohann Verlagsgesellschaft, Neckarsulm, Stuttgart 1993.

Depak Chopra: Körperzeit. Mit Ayurveda jung bleiben ein Leben lang. G. Lübbe, Bergisch Gladbach 1994.

David Eisenberg, Thomas L. Wright: Encounters with Qi. Penguin Books, New York 1987.

Germaine Greer: Wechseljahre. Econ 1991.

P. Jacquemart und S. Elkéfi: Yoga als Therapie. Jungjohann Verlagsgesellschaft, Neckarsulm/ Stuttgart 1993.

G. Kampik: Propädeutik der Akupunktur. Hippokrates, Stuttgart 1991.

Ted J. Kaptchuk: Das große Buch der chinesischen Medizin. Heyne 1994.

Kevin u. Barbara Kunz: Das große Buch der Reflexzonenmassage. Ariston, Genf-München 1987.

L. Kraus, J. Carstens: Heilpflanzen. Kleine Teekunde für den Hausgebrauch. TRIAS, Stuttgart 1993.

Susan M. Lark: Die Menopause. Der glückliche Wechsel in einen neuen Lebensabschnitt. Ehrenwirth 1992.

Susan Love, Karen Lindsay: Dr. Susan Love's Breast Book. Addison-Wesley USA/Canada 1991.

Felix Mann: Atlas of Acupuncture. Points and Meridians in Relation to Surface Anatomy. Heinemann Medical Books, London 1991.

Shitsuto Masanuga, Wataru Ohashi: Das große Buch der Heilung durch Shiatsu. Scherz/Barth, München

Tom Monte: Die fünf Wege der Heilung. Chinesische Medizin, Ayurveda, westliche Schulmedizin, Homöopathie und Kräuterheilkunde. Knaur TB 1995.

Mary Pullig Schatz: Yoga für den Rücken. TRIAS, Stuttgart 1994.

Wataru Ohashi: Shiatsu – die japanische Fingerdrucktherapie. Bauer, Freiburg 1992.

Daniel P. Reid: Chinesische Heilkunde. Eine Einführung in Denken und Behandeln. TRIAS, Stuttgart 1995.

E. Rosenbaum: Der Doktor. Ein Arzt wird Patient. Econ 1993.

Gail Sheehy: Wechseljahre – na und? Knaur TB 1993.

Andrew Stanway: Alternative Medicine. A Guide to Natural Therapies. Bloomsbury Books, London 1980.

The Visual Encyclopedia of Natural Healing. A Step-by-Step Pictorial Guide to Solving 100 Everyday Health Problems. Rodale Press, London 1991.

Jutta Walter: Wechseljahre – Chance oder Probleme? TRIAS, Stuttgart 1992.

John O. West: Mexican-American Folklore. August House, Little Rock, Arkansas 1988.

Ganga White, Anna Forest: Double Yoga. A New System for Total Body Health. Penguin Books USA/ UK 1981.

Adressen

Nachfolgend sind einige Shiatsu-Schulen und -Praxen aufgelistet. An allen genannten Adressen werden Shiatsu-Behandlungen sowie Aus- und Fortbildungskurse in Shiatsu durchgeführt. An den mit * gekennzeichneten Einrichtungen unterrichtet Pamela Ferguson in regelmäßigen Abständen selbst.

Deutschland

* Bernhard Ruhla
  Physiotherapeut/Shiatsutherapeut GSD
  Helmholtzstr. 2
  01069 Dresden
  Tel. 0351/4715136

* Zentrum für chinesische Medizin
  Naturheilpraxis Matthias Wieck
  Mittenwalderstr. 5
  10961 Berlin
  Tel. 030/6942138

* Shiatsu-Zentrum Edith Storch
  Oranienstr. 163
  10969 Berlin
  Tel. 030/6151686

* Schule für Shiatsu Berlin
  Leitung: Elli Mann-Langhof
  Information: Paula Heruth
  Kommandantenstr. 81
  12205 Berlin
  Tel. 030/8335847

Schule für Shiatsu Hamburg
Information: Wilfried Rappenecker
Oelkersallee 33
22769 Hamburg
Tel. 040/4301885

Europäisches Shiatsu-Institut München
Information: Klaus Metzner
Marktstr. 8
80802 München
Tel. 089/348673

Schweiz

* Shiatsu-Pädagogin
  Erika Bringold
  Raum im Weissen Haus
  Marktgasse 41
  8400 Winterthur
  Tel. 052/2334115

Namen von Shiatsu-Schulen und -Therapeuten in Ihrer näheren Umgebung können Sie bei den jeweiligen Shiatsu-Gesellschaften erfragen:

Gesellschaft für Shiatsu in Deutschland
(GSD)
Winterfeldtstr. 97
10777 Berlin
Tel. 030/2182703

Shiatsu Gesellschaft Schweiz (SGS)
Postfach 417
4153 Reinach 1
Tel. 061/7119040